인지활동 프로그램③

기억회상을 위한

속담색칠하기 ❶

장일상 / 임효림 / 권미현 / 김서연

서현사

목차

속담 색칠하기

속담인지 프로그램

머리말

손은 제2의 뇌(腦)라고 할 정도로 손과 뇌의 기능은 밀접한 관련이 있습니다. 손 기능을 주관하는 운동중추가 잘 발달된 사람은 손놀림 또한 민첩하고 정교합니다. 따라서 손을 잘 활용하는 것은 뇌의 운동기능과 감각기관을 활성화시켜줍니다. 뇌과학 전문가들도 젓가락질, 바느질, 실뜨기, 종이접기 등 손을 많이 사용하는 행동이나 놀이들은 뇌 기능 발달시킬 뿐 아니라 치매를 예방하는 데도 뛰어나다고 밝혔습니다.

이 책은 속담을 배우면서 지난 일을 돌이켜보고 속담과 관련된 그림에 색칠을 하면서 손 기능과 뇌 기능을 활성화시킬 수 있도록 만들어졌습니다. 그림에 색을 칠하는 동작은 손을 활발하게 움직이면서 뇌를 자극하고 인지력을 발달시키기 때문에 치매를 예방하는 데도 도움이 됩니다. 물론 노인의 여가시간 활용에도 효과적이기도 합니다.

속담은 옛날부터 전해오는 교훈을 짧고 쉽게 표현한 글로, 이야기가 있는 하나의 우화나 다름없습니다. 그리고 속담 속에는 우리 삶의 지혜와 용기, 바른 마음 등이 녹아 있어 많은 이야깃거리들이 있습니다. 그러므로 속담을 통하여 과거를 회상하며 속담과 연관된 나의 체험을 이야기해보고 아들딸 손주와 함께 이야기를 나눌 수도 있습니다.

사용방법

이 책의 왼쪽에는 속담과 속담의 의미, 반대 속담, 유사한 속담, 그리고 속담의 내용을 표현하는 그림이 있습니다. 그리고 오른쪽에는 속담을 손으로 쓸 수 있는 빈칸과 색을 칠할 수 있는 속담의 내용을 표현한 밑그림이 있습니다. 이것을 사용하는 방법은 아래와 같습니다.

- 속담과 내용을 소리 내어 읽어보고 속담과 관련된 지난 일이나 경험 같은 이야기들을 나눠보세요. 가족이 함께 모여서 하면 더 좋습니다. 다양한 이야기를 많이 나눌수록 언어 능력이 발달에 도움이 됩니다.
- 밑그림 위에 있는 빈칸에 속담을 채워보세요. 왼쪽의 속담과 그림을 참조하면 됩니다.
- 선으로 만들어진 오른쪽에 있는 속담의 밑그림에 색을 칠해보세요. 왼쪽의 속담 그림을 참조하면 됩니다.
- 색을 칠하는 데는 모범답안이나 정해진 규칙이 없으니 본인이 원하는 대로 색칠을 하도록 하세요.
- 색칠도구는 색연필, 크레파스 등 본인이 사용하기 편안한 것으로 선택하도록 하세요.
- 속담 문장 완성하기, 속담과 그림 연결하기, 속담 문장 표시하기 등에서는 앞에서 이야기를 나누고 색을 칠했던 속담을 다시 한 번 반복해서 익히도록 합니다. 속담을 기억하지 못하거나 어려워하면 해당 속담이 있는 페이지를 찾는 것도 기억력 강화에 도움이 됩니다.

일러두기

앞에서 색칠하기를 한 속담을 기억하여 다음 프로그램을 풀어보세요. 속담을 잘 모르시는 분들은 앞의 색칠하기에 해당하는 그림을 찾아가 속담을 보게 해주세요. 손가락을 많이 움직이고, 페이지를 기억하게 하는 것도 치매예방을 위한 과정입니다.

속담문장 완성하기 … 빈칸을 채워 속담을 완성하시면 됩니다. 어려우면 오른쪽 사진을 보고 답을 찾으시면 됩니다. 활동가님이 어르신들께 먼저 "오른쪽 사진을 손으로 가려 빈칸을 채워보세요"라고 하시고, 답을 찾지 못하시는 분들께는 힌트로 사진을 보게 해주세요.

속담과 그림 연결하기 … 먼저 속담을 완성하고 관련 그림을 찾아 선을 그어 연결하는 것입니다.

초성으로 속담 완성하기 … 좌측 그림을 보고 오른쪽 초성의 속담을 완성하시면 됩니다.

사자성어와 속담그림 연결하기 … 사자성어의 뜻을 이해시키고 관련 속담그림을 찾으시면 됩니다.

- **설상가상** : 눈이 내려 추운데 차가운 서리까지 내린다는 뜻으로 산을 넘어 힘든데 더 큰 산이 나타난다는 뜻과 같습니다.
- **초록동색** : 풀색과 녹색은 같은 색이란 뜻으로 가재와 게는 서로 비슷하다는 뜻입니다.
- **유비무환** : 어떤 일을 할 때 하나부터 열까지 철저하게 살핀다는 뜻으로 단단한 돌다리도 무너지지 않을까 두드린다는 뜻입니다.
- **주객전도** : 주인과 손님이 위치가 잘못되었다는 뜻으로 과자 봉지 안에 과자보단 과자를 보호할 질소만 잔뜩 들어 있다는 뜻으로 배에 있는 배꼽이 배보다 크다는 것이 이치에 맞지 않다는 것을 이야기합니다.

단어 관련 속담찾기 … 중간의 단어와 연결되는 속담을 찾으시면 됩니다.

속담그림 관련 문장찾기 … 속담그림과 내용을 보고 관련되는 문장을 찾아보세요.

속담 순서대로 찾기 … 표 속에 있는 글자에서 속담을 순서대로 찾아 속담을 완성해보세요.

- 아래에 속담을 보고하셔도 되고 속담 부분을 가리고 하셔도 됩니다.
- 표 속에는 같은 글자가 여러 개 있기도 합니다. 속담 하나하나씩에 맞춰 같은 글자가 있으니 모두 찾아 표기하시면 됩니다.
- 난이도를 생각해 속담을 밝힌 것과 밝히지 않은 것, 내용이 없는 것이 있습니다.

속담의 의미와 상황을 읽으면서 지난 일이나 경험을 나눠보세요.

밑 빠진 독에 물 붓기

빈칸에 속담을 옮겨적어 보세요.

밑 빠진 독은 아무리 물을 부어도 채울 수 없듯이 아무리 애를 써도 아무 보람이 없는 경우를 말합니다.

"다이어트한다고 밥은 적게 먹으면서 운동을 전혀 하지 않으면 밑 빠진 독에 물 붓기나 다름 없어요."

유사속담 가문 논에 물대기 / 시루에 물 붓기 / 헌집 고치기

유사속담과 반대속담을 읽고 다른 속담이 없는지 생각해 보세요.

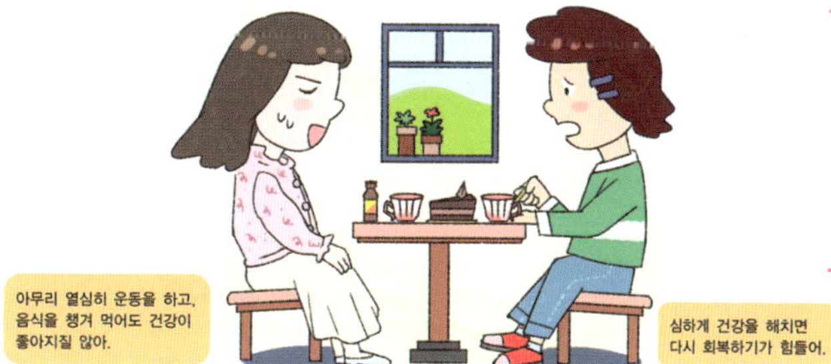

아무리 열심히 운동을 하고, 음식을 챙겨 먹어도 건강이 좋아지질 않아.
심하게 건강을 해치면 다시 회복하기가 힘들어.

속담의 내용을 표현하는 그림입니다.

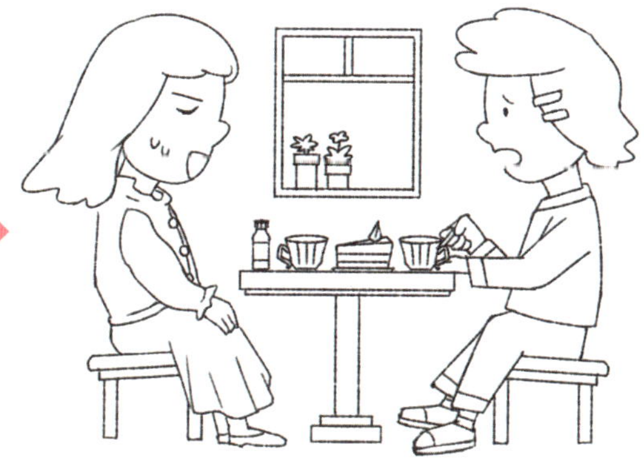

왼쪽의 속담 그림을 보고 색칠해 보세요.

✣ 정해진 규칙은 없으니 마음에 드는 색으로 색칠하면 됩니다.

가는 날이 장날이다

뜻하지 않은 일을 때마침 공교롭게 만나거나 뜻밖에 일이 잘 들어맞을 때 쓰는 말입니다.

"모처럼 휴일이라 큰맘 먹고 찾아간 단골식당이 1주년 기념으로 반값할인 이벤트를 하네."

유사속담 가는 날이 생일

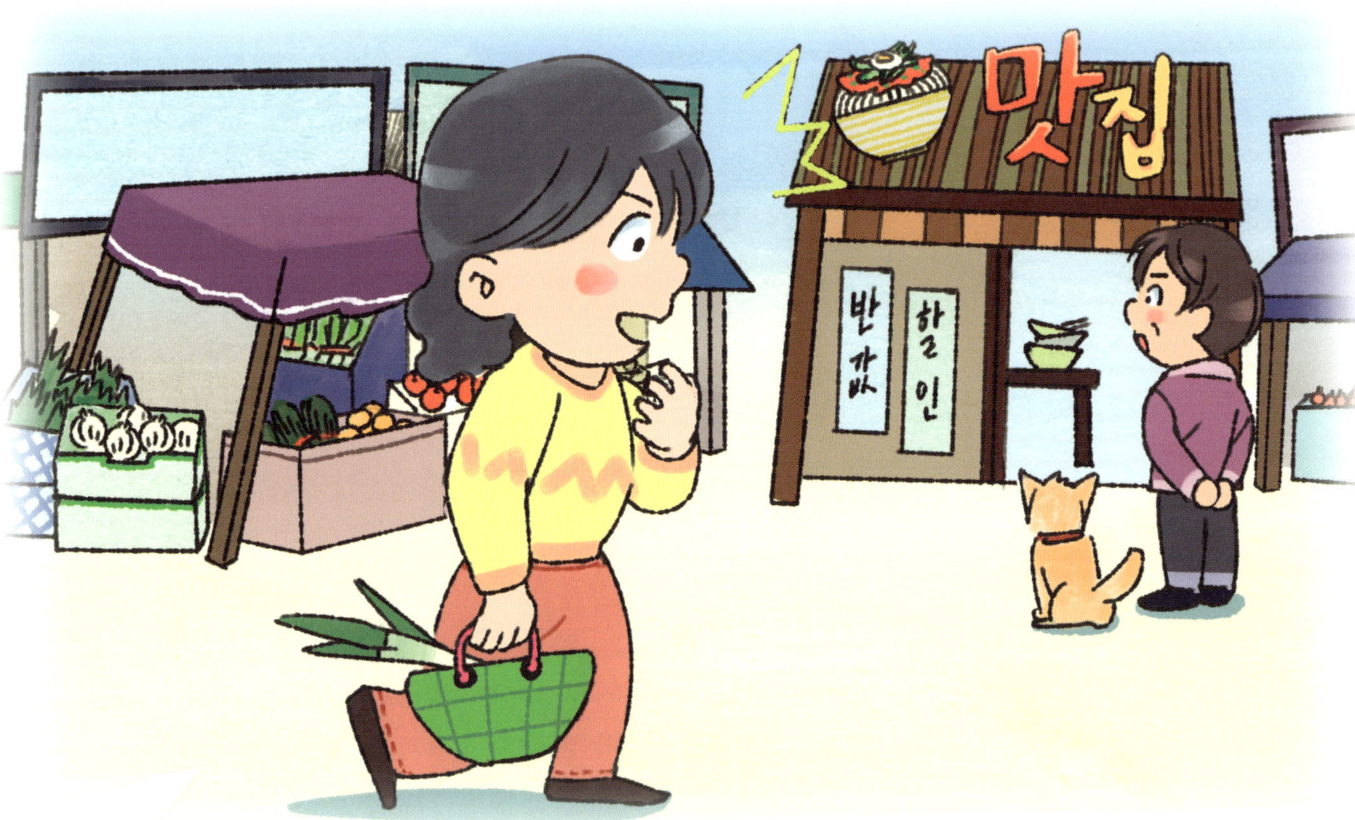

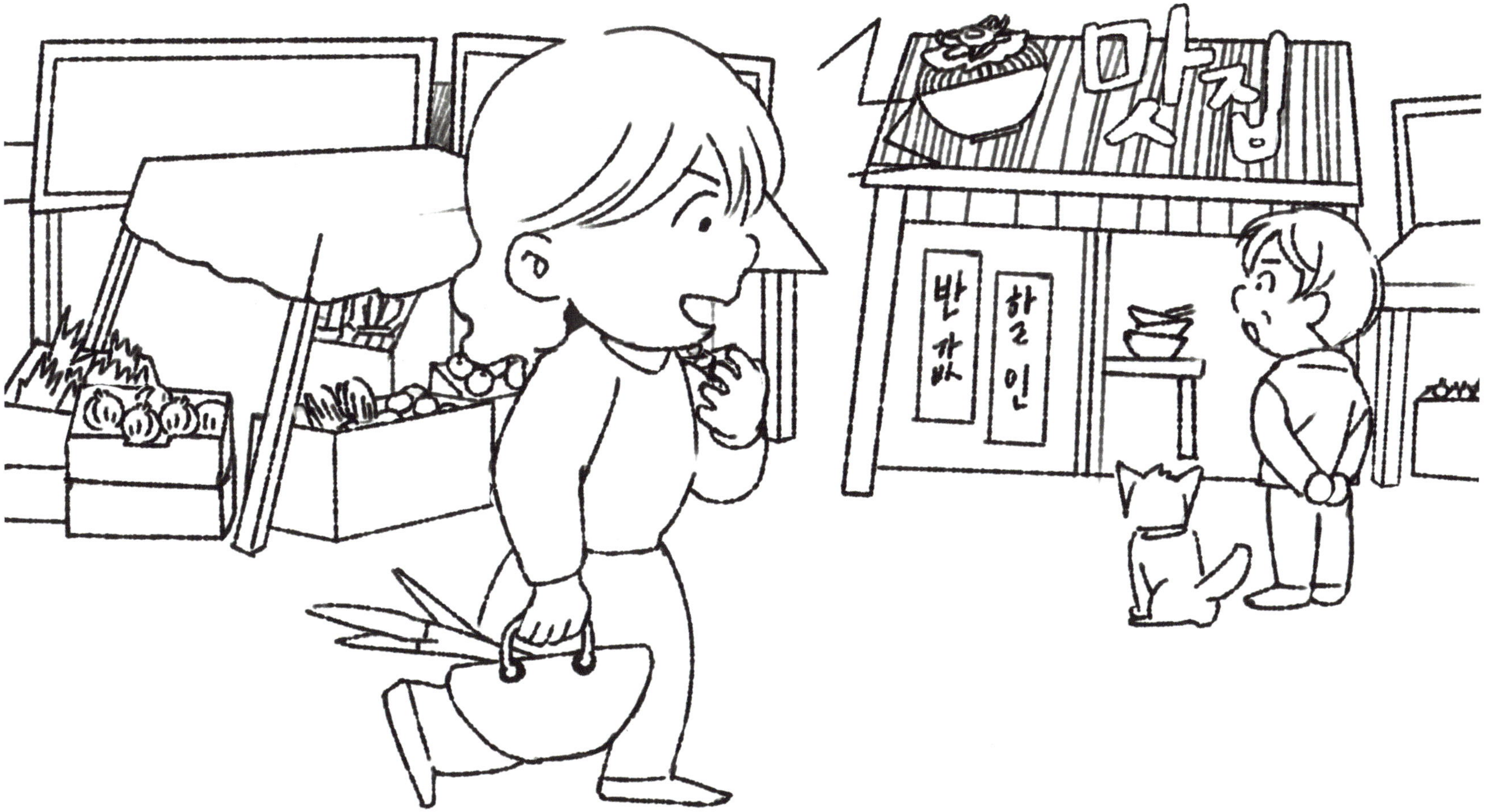
맛집
반값
할인

가재는 게 편

모양이나 형편이 비슷하고 인연이 있는 것끼리 서로 잘 어울리고 감싸주기 쉽다는 말입니다.

"가재는 게 편이라더니 부장님은 그렇게 자기 고향 사람들만 챙기는지, 원!"

유사속담 솔개는 매 편 / 초록은 동색이다 / 늑대가 짖으니 개가 꼬리를 흔든다

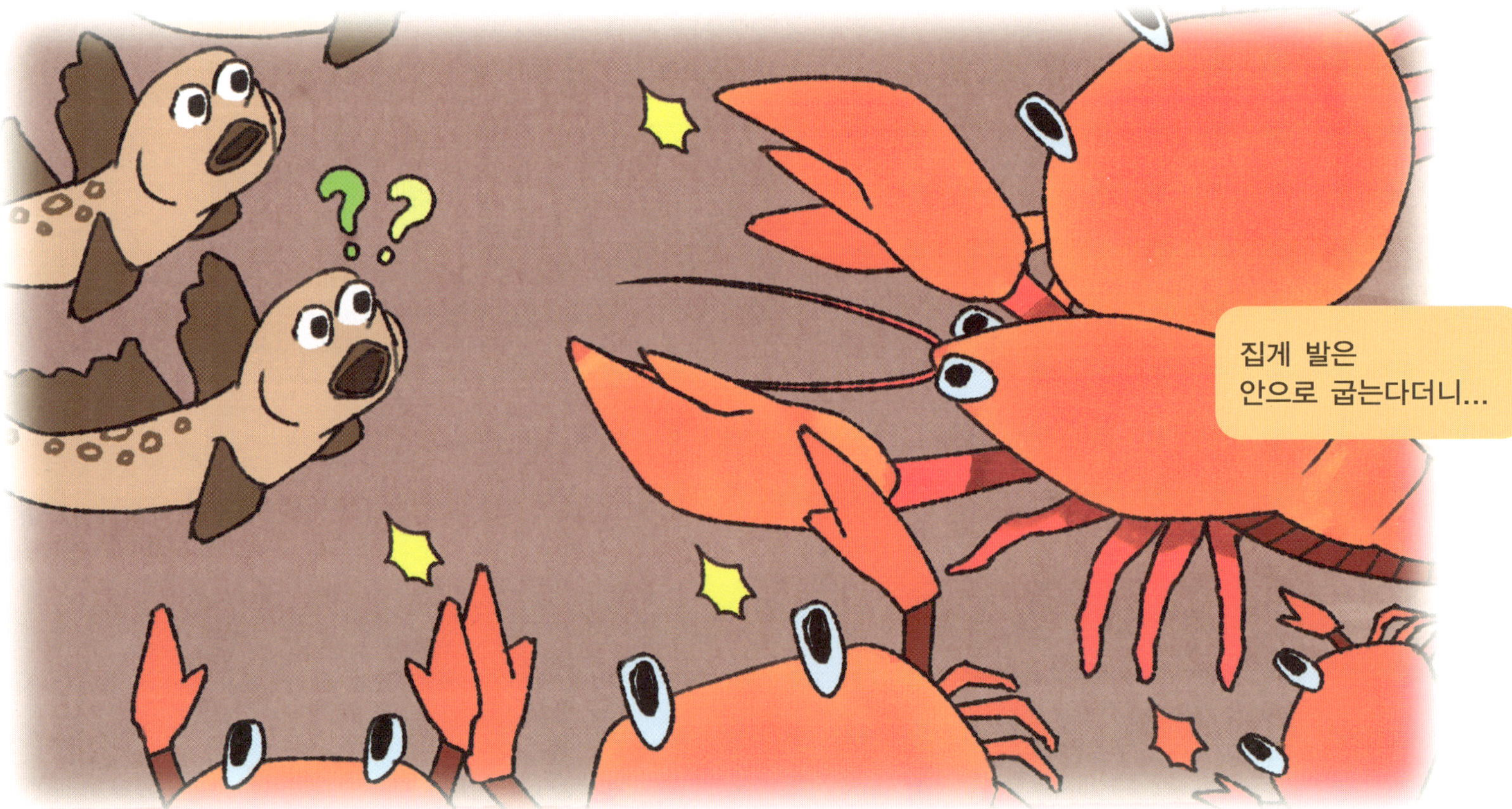

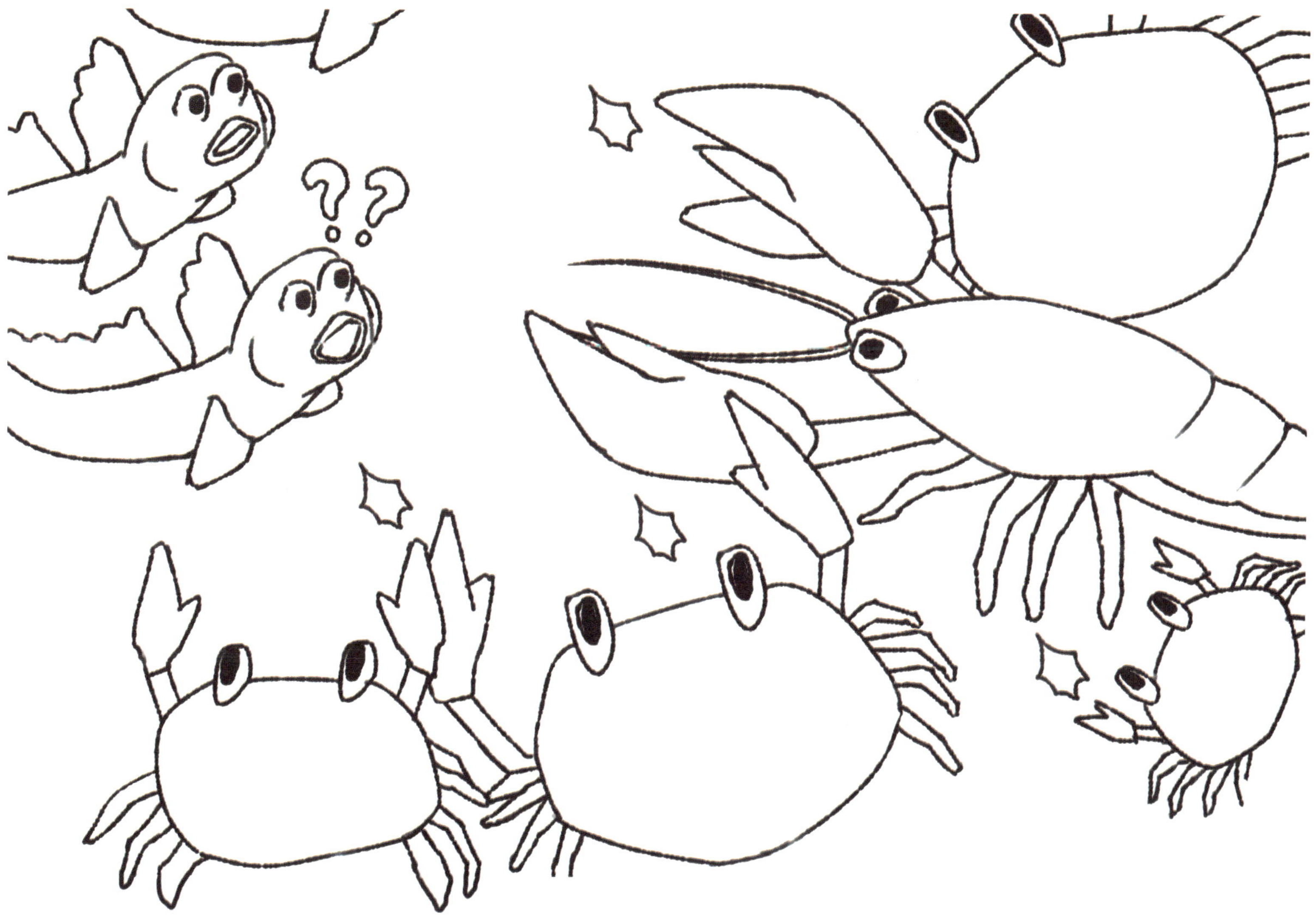

간이 콩알만 해지다

간이 아주 작게 쪼그라들 정도로 몹시 놀라거나 무서울 때 쓰는 말입니다.

"설거지하다가 그릇이 떨어져 간이 콩알만 해질 정도로 너무 놀랐어."

유사속담 간이 오그라들다

반대속담 간이 부었다 / 간이 배 밖으로 나왔다

설거지하다가 아끼는 그릇이 떨어져서 순간 너무 놀랐어.

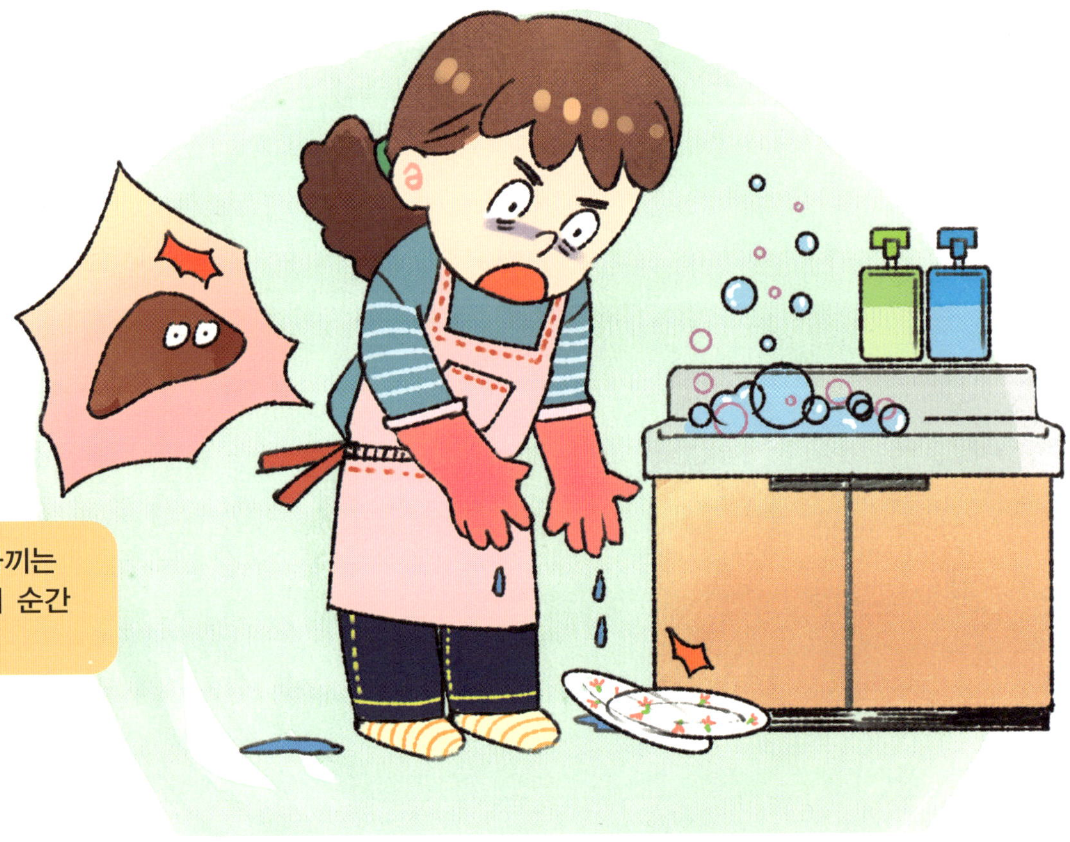

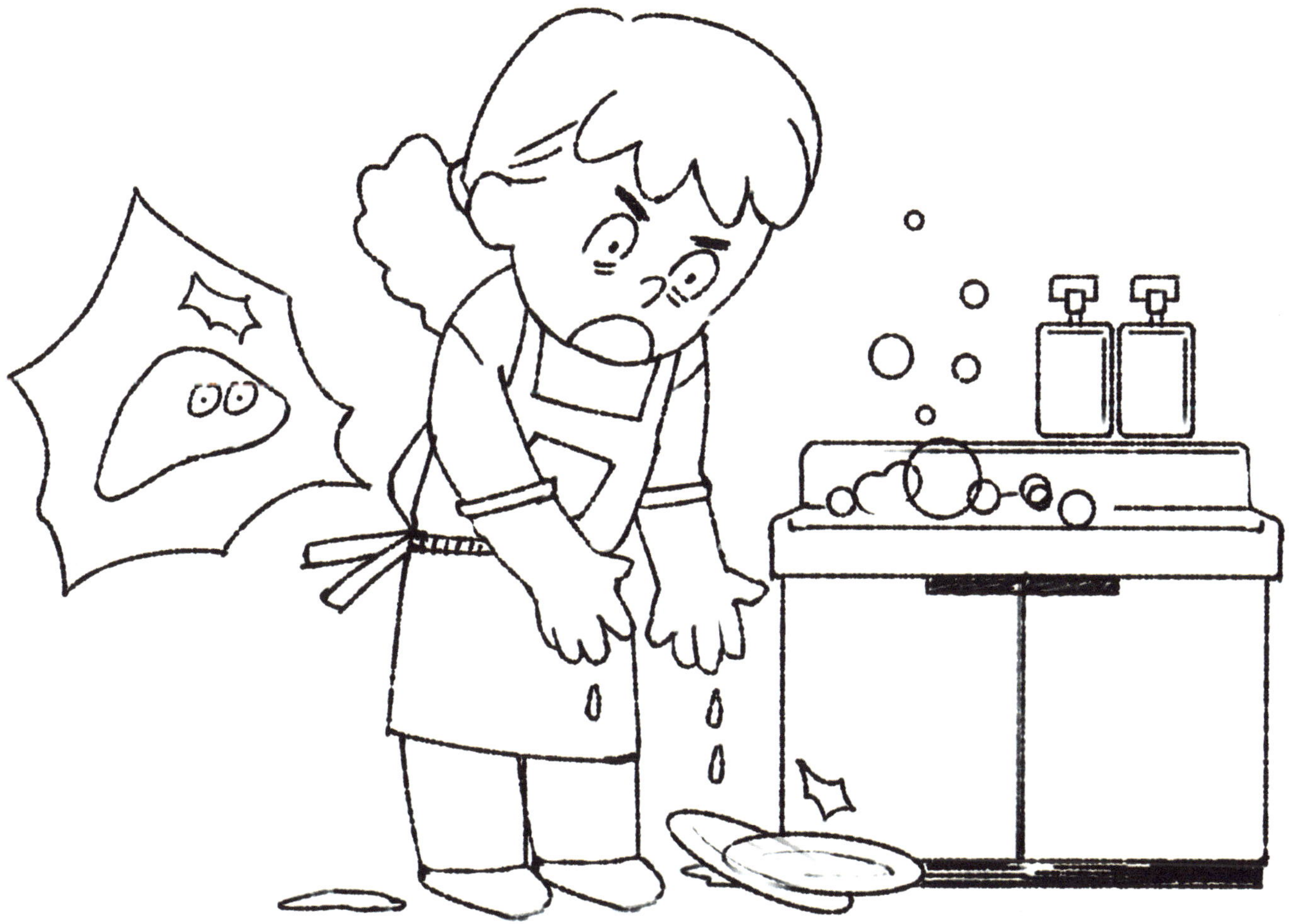

갈수록 태산

어떤 일을 해나가는 갈수록 점점 더 힘들어진다는 말입니다.

"한 고비 넘기면 괜찮을 줄 알았는데 더 큰 고비가 기다리고 있구나!"

유사속담 산 넘어 산이다 / 가난한 집에 자식 많다

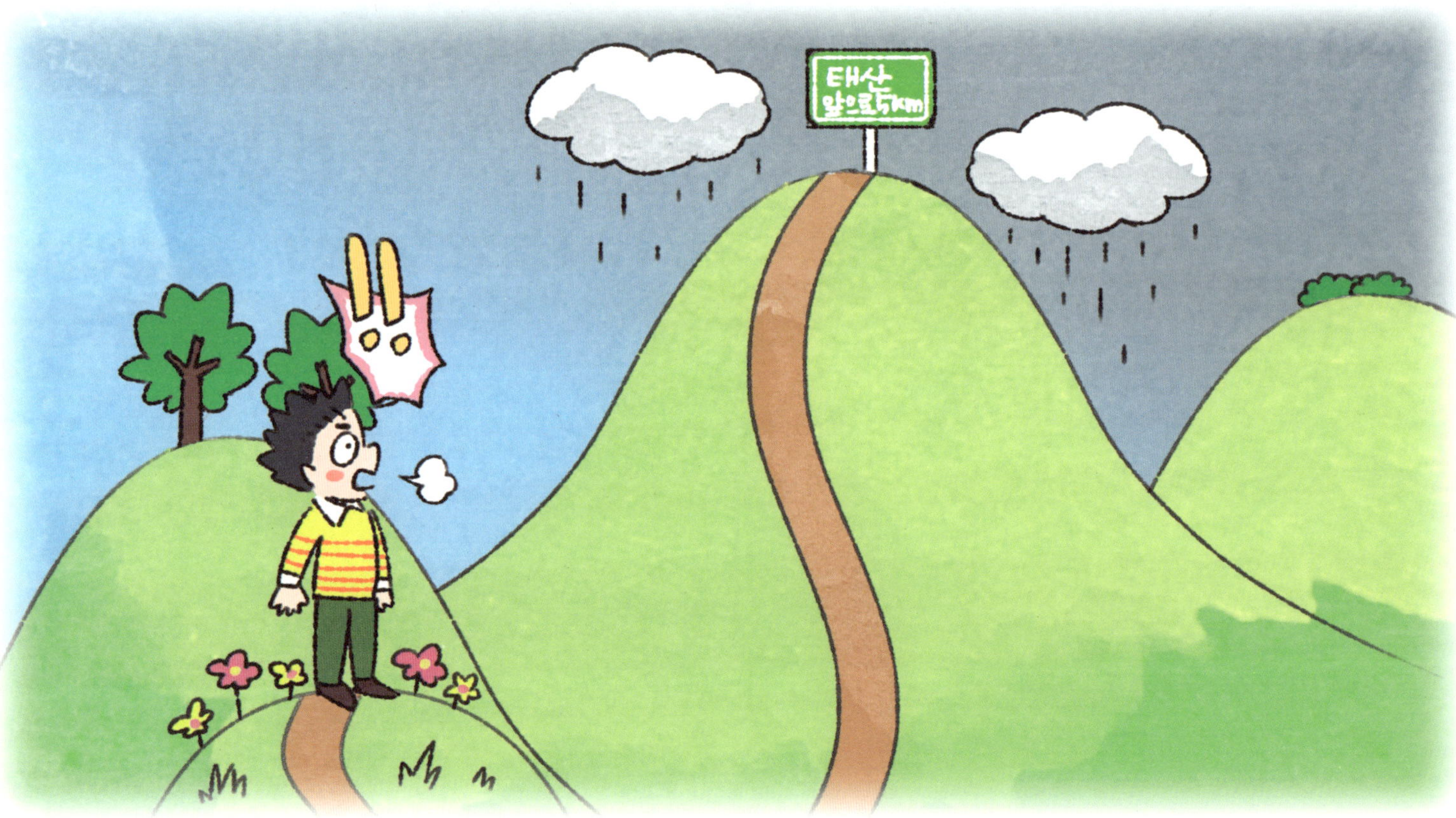

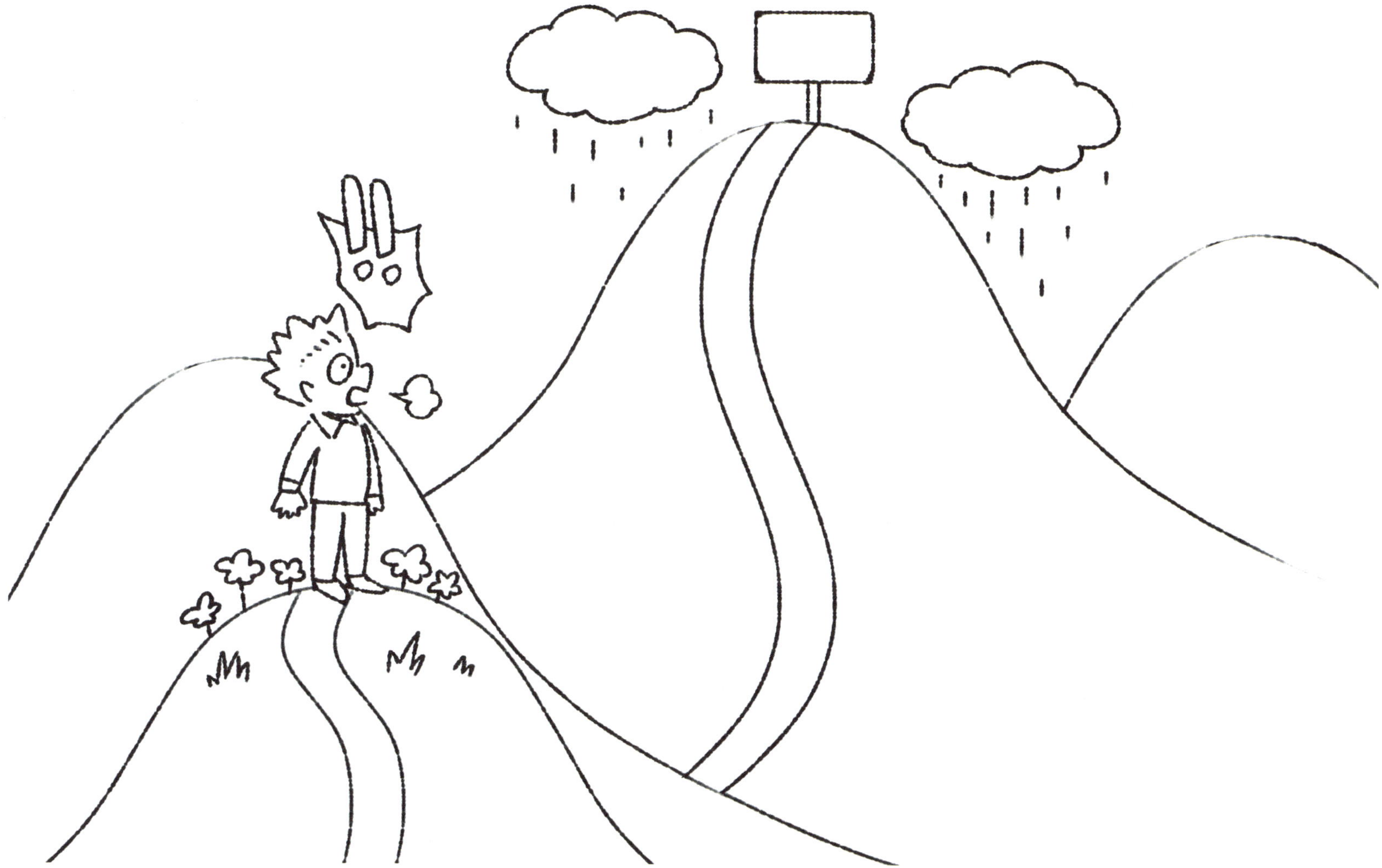

구더기 무서워 장 못 담그랴

무슨 일을 해야 할 때 작은 방해가 있더라도 마땅히 할 일은 해야 한다는 말입니다.

"날이 춥다고 먹고 싶은 붕어빵을 안 사먹을 수는 없잖아!"

유사속담 장마가 무서워 호박을 못 심겠다

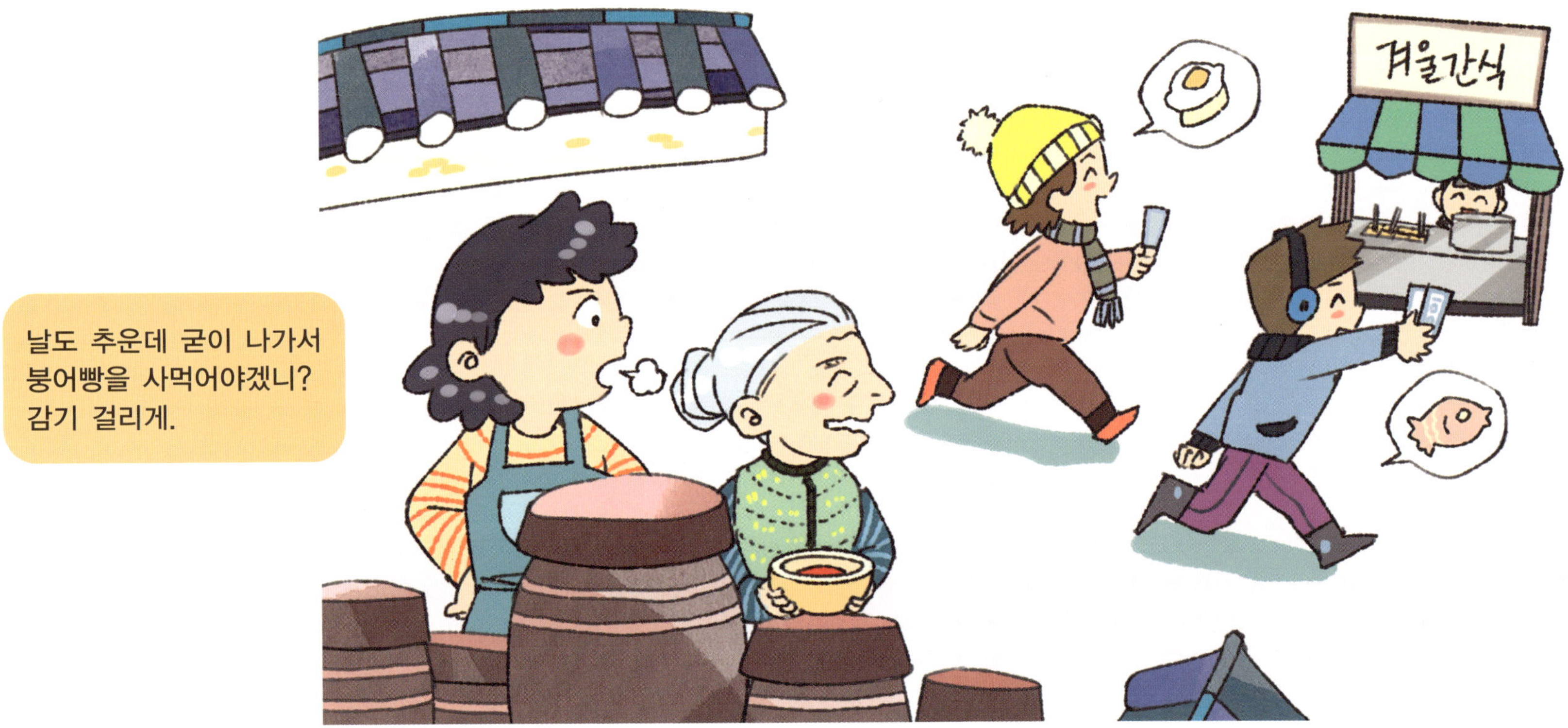
날도 추운데 굳이 나가서 붕어빵을 사먹어야겠니? 감기 걸리게.
겨울간식

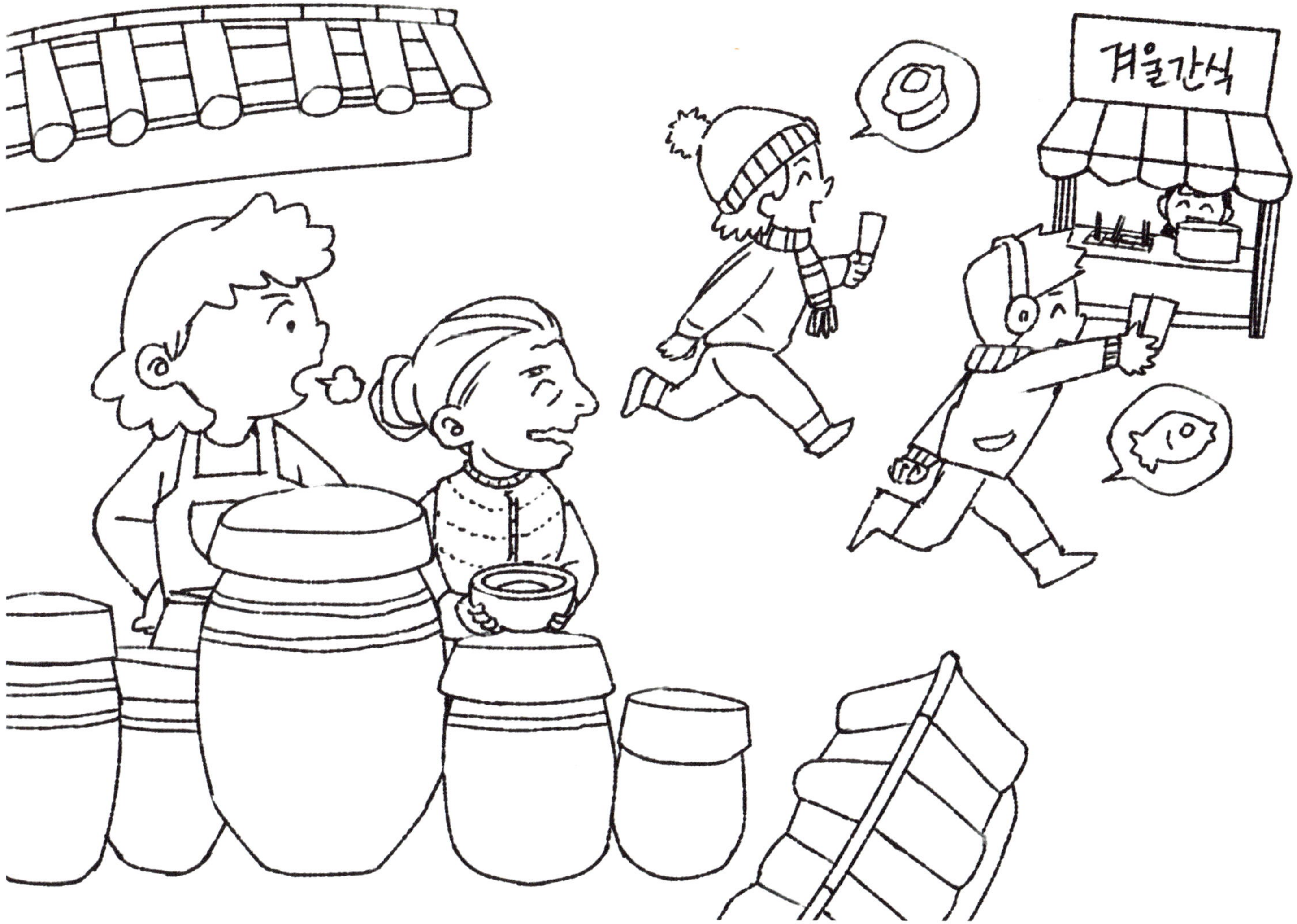
겨울간식

개구리 올챙이 적 생각을 못 한다

형편이 전보다 나아졌다고 하여 지난날의 어려웠던 때를 생각하지 않고 처음부터 잘난 듯이 뽐낸다는 말입니다.

"개구리 녀석이 어릴 적 생각을 못하고 올챙이한테 팔짝팔짝 뛰지 못한다고 구박하네."

유사속담 거지가 밥술이나 먹게 되면 거지 밥 한 술 안 준다

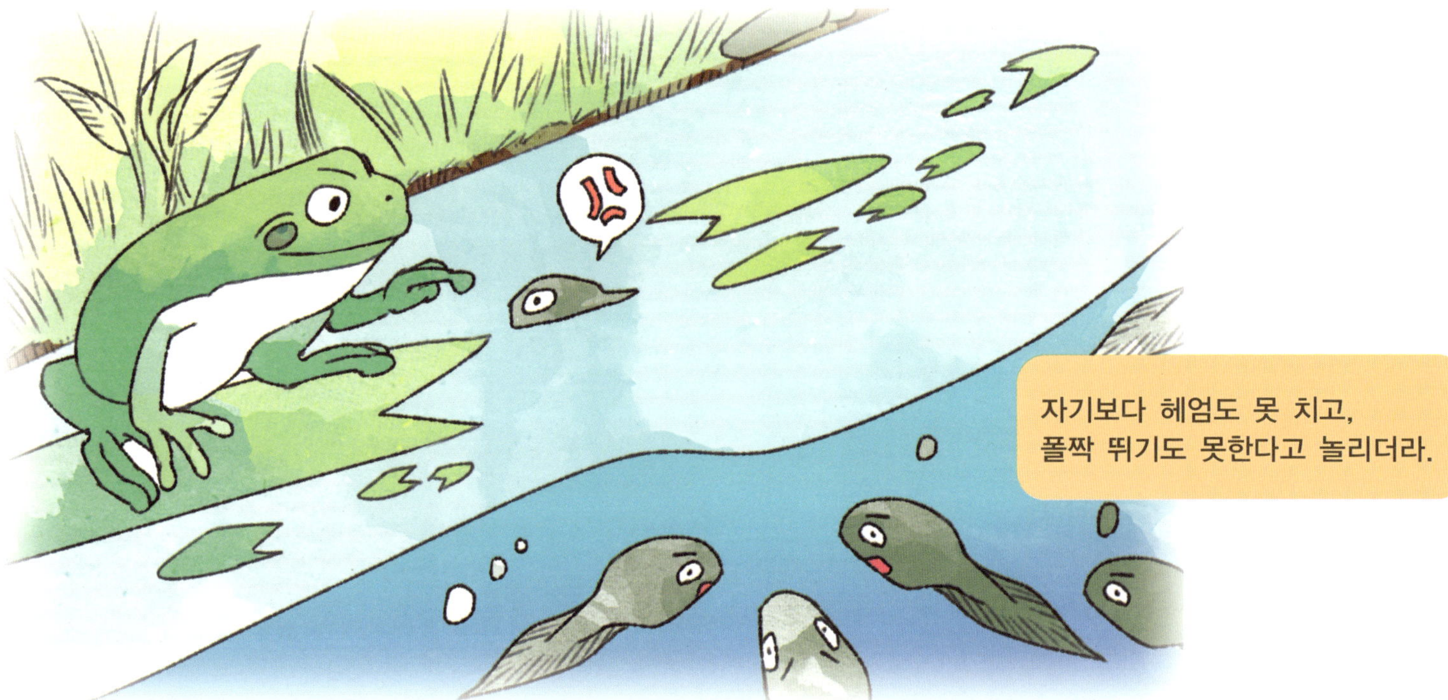
자기보다 헤엄도 못 치고,
폴짝 뛰기도 못한다고 놀리더라.

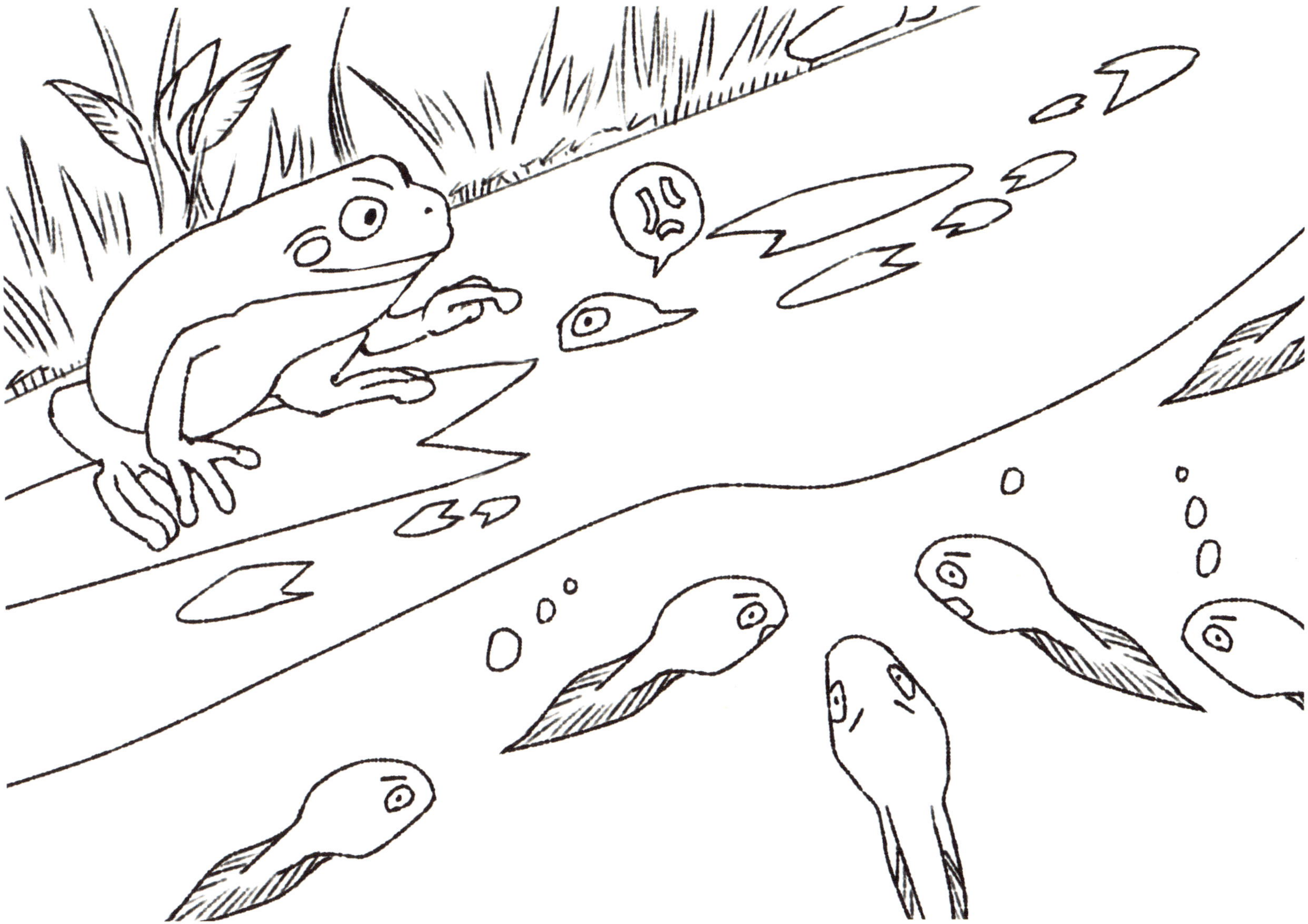

개천에서 용 난다

시원찮은 환경이나 변변찮은 부모에게서 훌륭한 인물이 나왔다는 말입니다.

"장씨네 딸이 학원 하나 다닐 수 없을 정도의 어려운 환경에서도 열심히 공부해서 이번에 서울대학에 합격했다더라.

유사속담 개똥밭에 인물난다 / 삶이 호랑이 낳는다

반대속담 감씨에서 고욤나무 난다

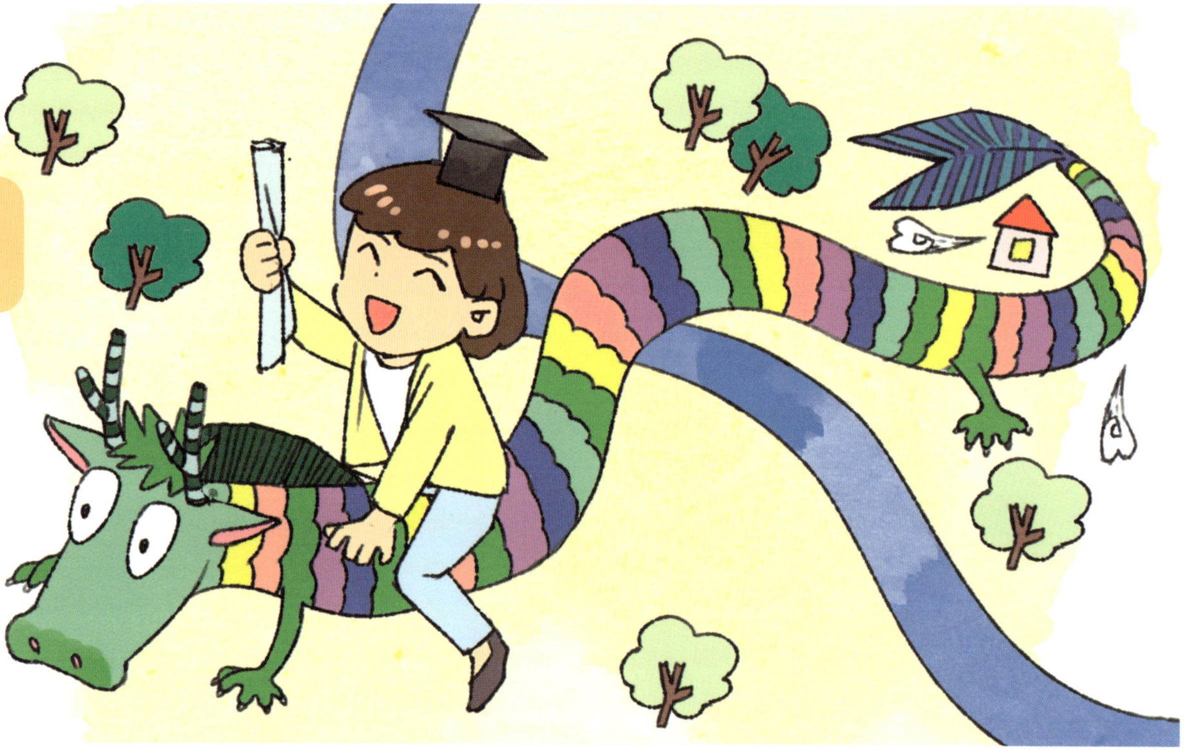
아무런 지원 없이 공부해
좋은 학교에 합격했다더라.

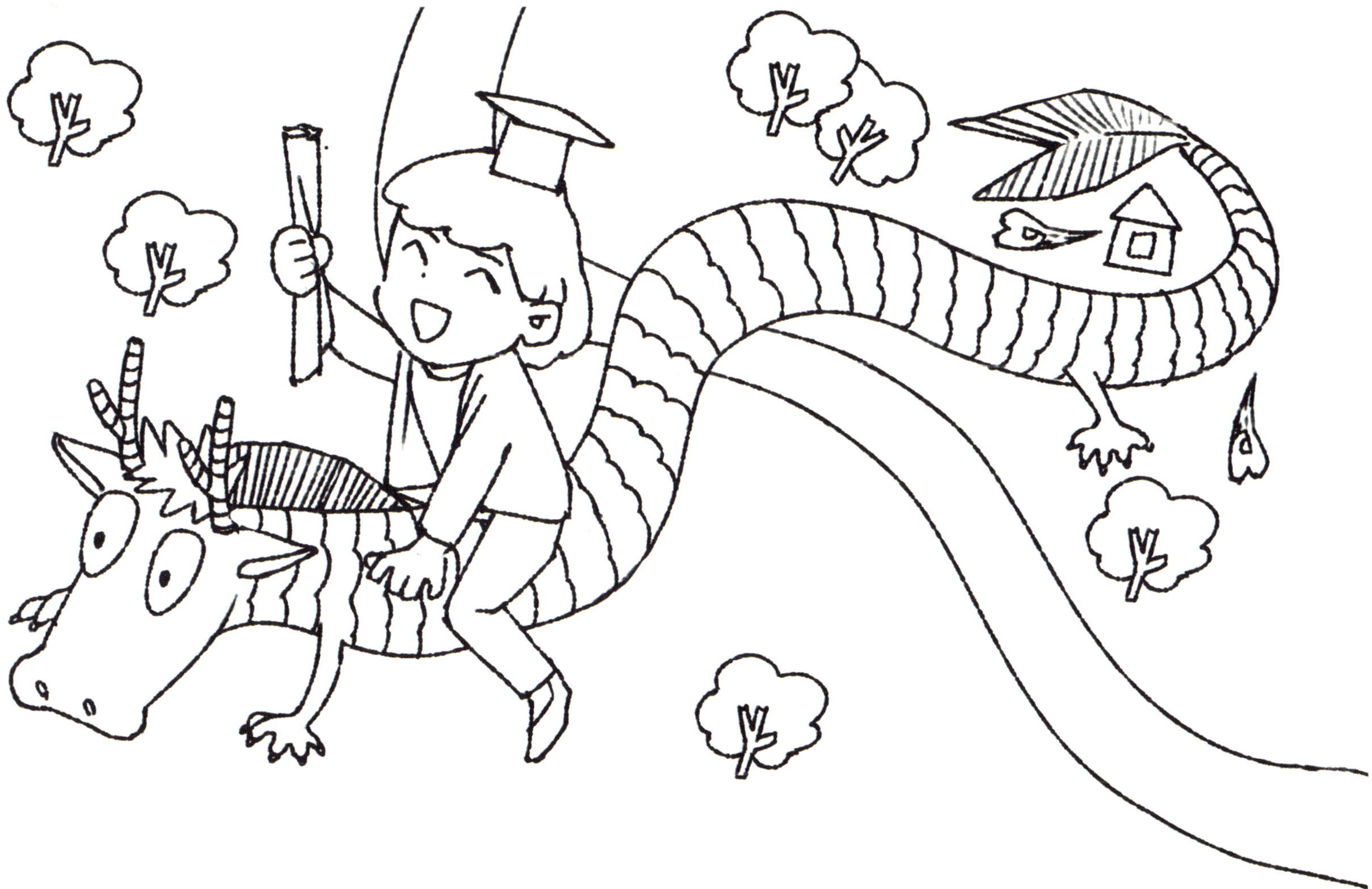

고래 싸움에 새우 등 터진다

힘센 것들이 싸우는 틈바구니에서 아무런 관계도 없는 약한 사람이 공연히 피해를 입게 된다는 말입니다.

"고래 싸움에 애꿎은 새우가 지나가다 물보라에 휩쓸리네요."

유사속담 두꺼비 싸움에 파리 치인다

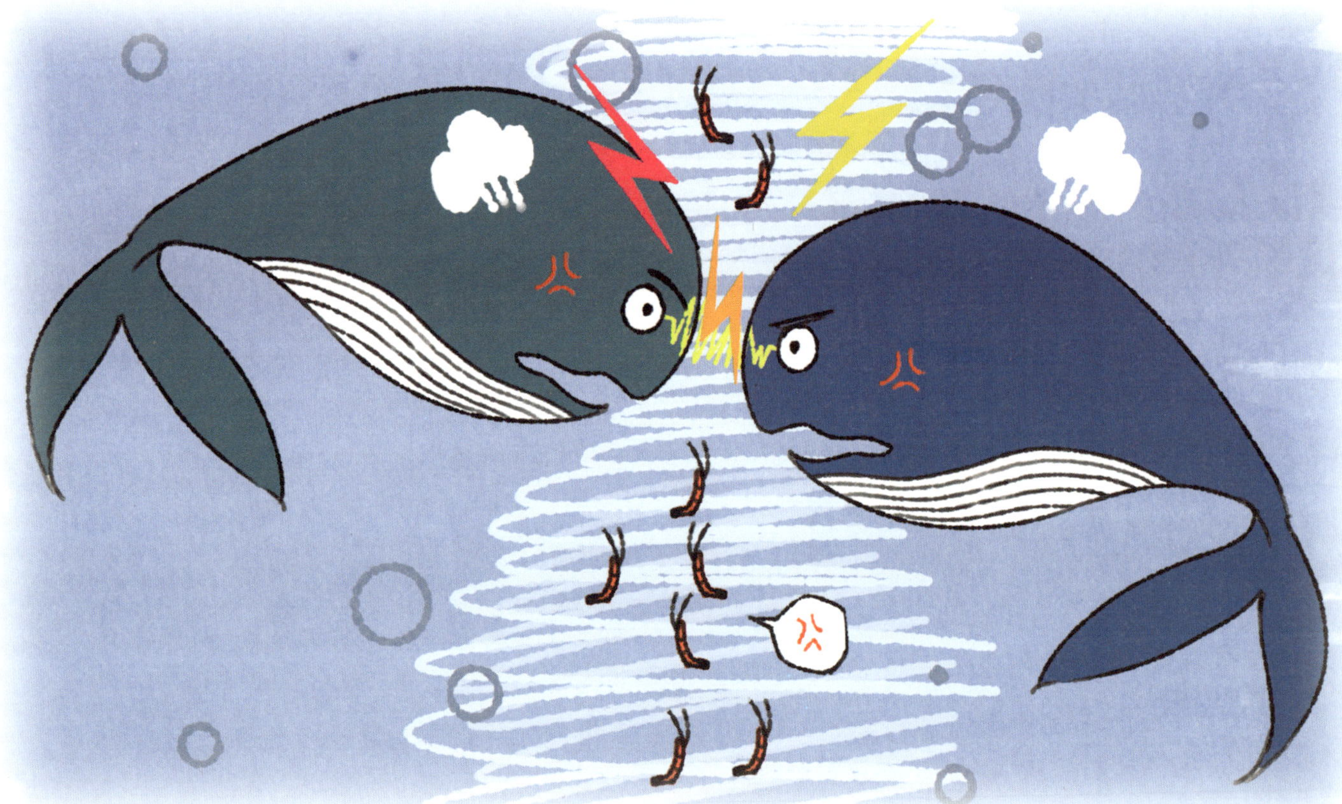

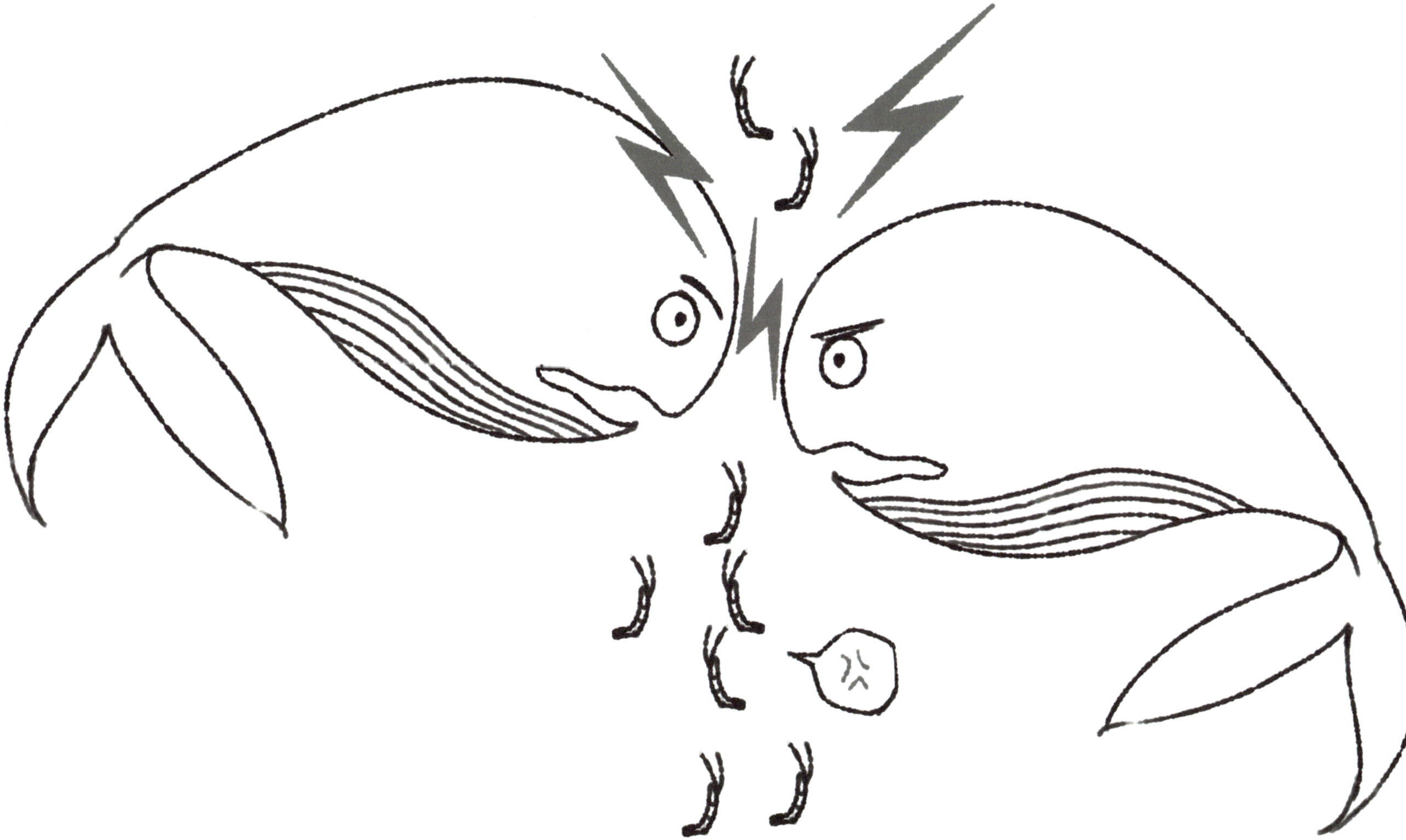

고양이 목에 방울 달기

실행하기 어려운 일을 공연히 의논한다는 말입니다.

"누군가 우리를 잡아먹는 고양이 목에 방울을 달아야 하는 선뜻 나서는 놈이 없네."

단어연관속담 고양이한테 생선을 맡긴다(믿지 못할 사람에게 어떠한 일이나 물건을 맡겨놓고 걱정한다는 말)

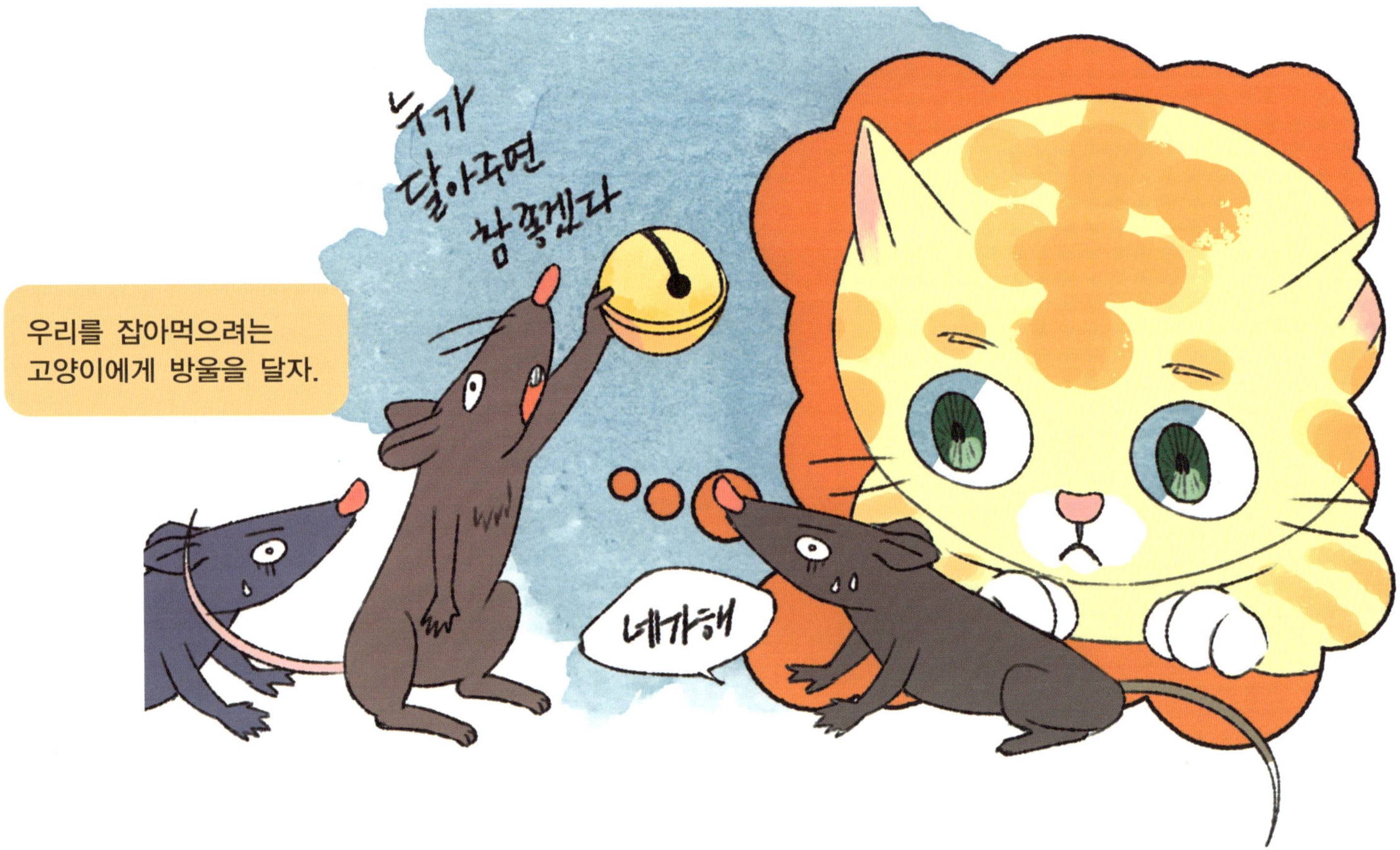
우리를 잡아먹으려는
고양이에게 방울을 달자.
누가 달아주면 참 좋겠다
네가 해

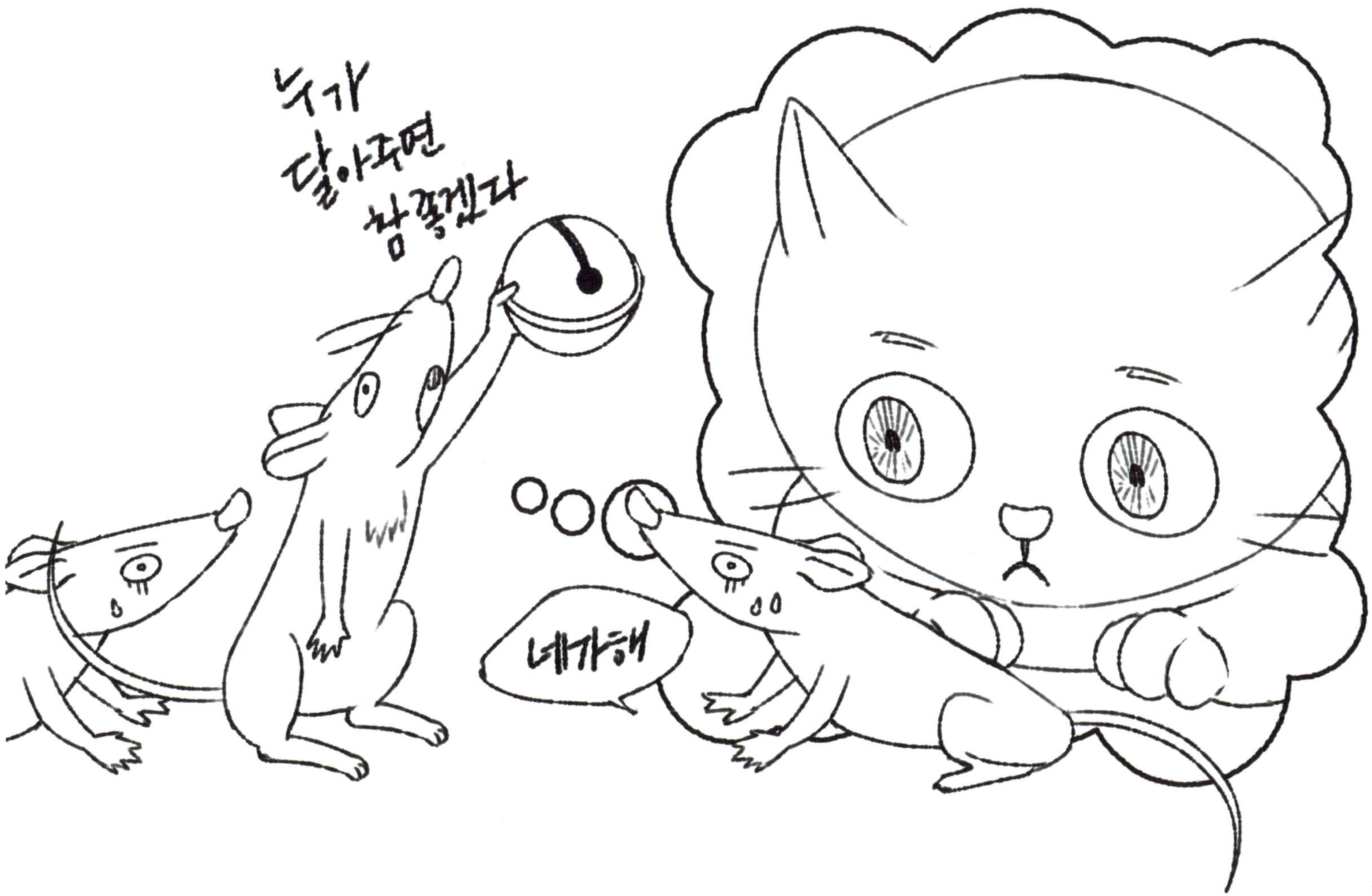
누가 달아주면 참 좋겠다
네가 해

금강산도 식후경

아무리 재미있는 일이라도 배가 불러야 흥이 나지 배가 고파서는 아무 일도 할 수 없다는 말입니다.

"순이랑 데이트를 하는데 배고프니까 아무리 좋은 경치도 눈에 들어오질 않네."

유사속담 수염이 석자라도 먹어야 양반

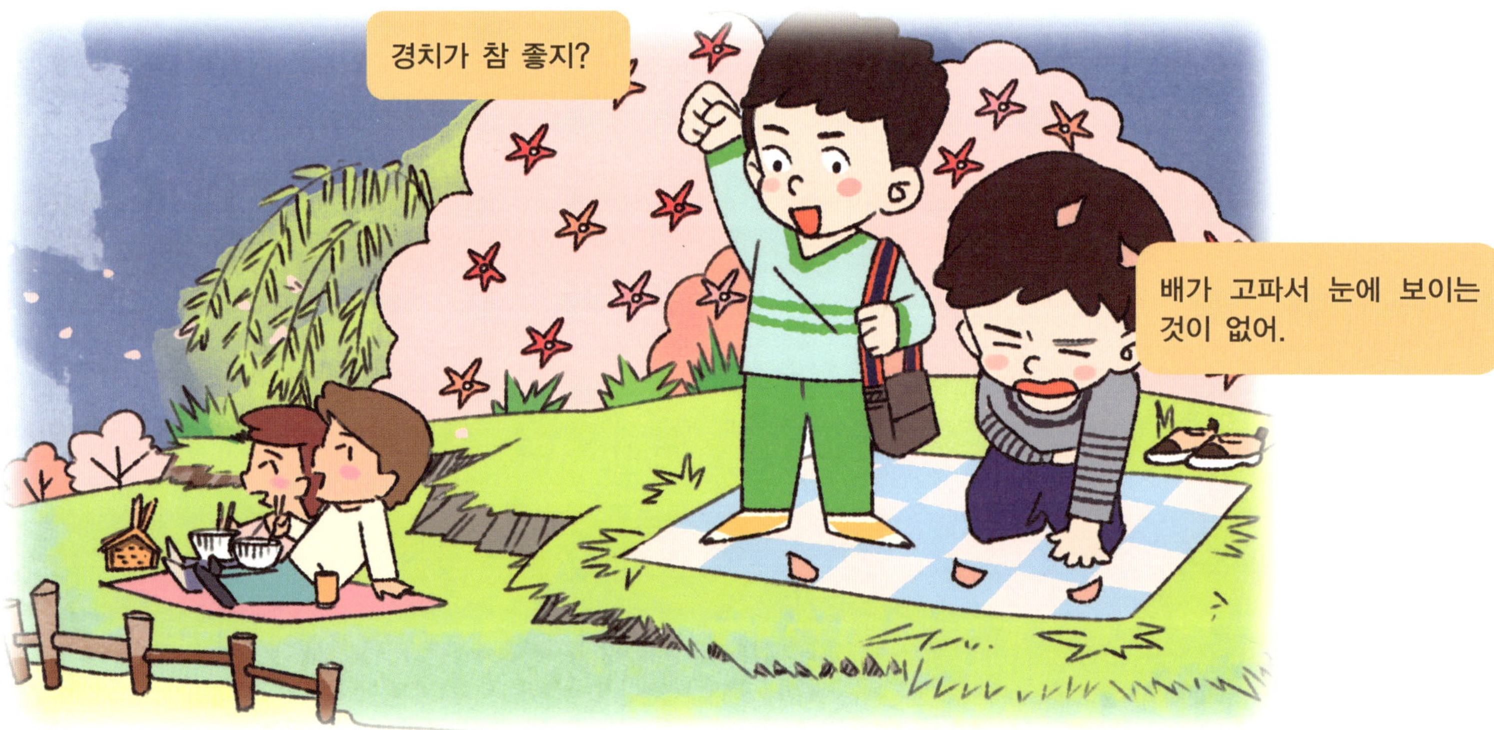
경치가 참 좋지?
배가 고파서 눈에 보이는 것이 없어.

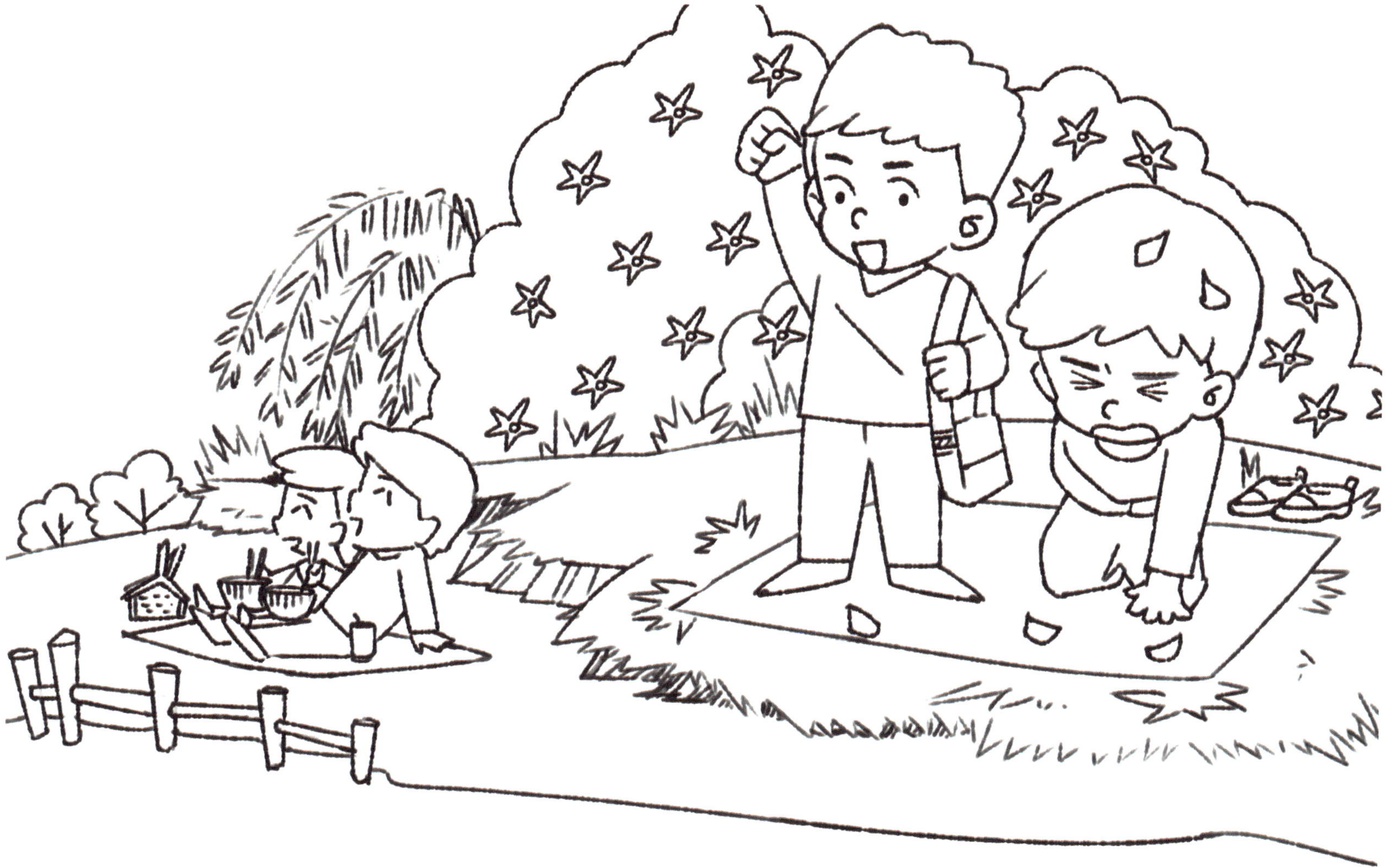

남의 집 잔치에 감 놔라 배 놔라 한다

남의 일에 공연히 간섭하고 나서는 것처럼 쓸데없이 남의 일에 참견한다는 말입니다.

"남의 생일잔치에 와서는 이래라 저래라 어찌나 참견을 하던지!"

유사속담 오지랖이 넓다 / 남 떡 먹는데 팥고물 떨어지는 걱정한다

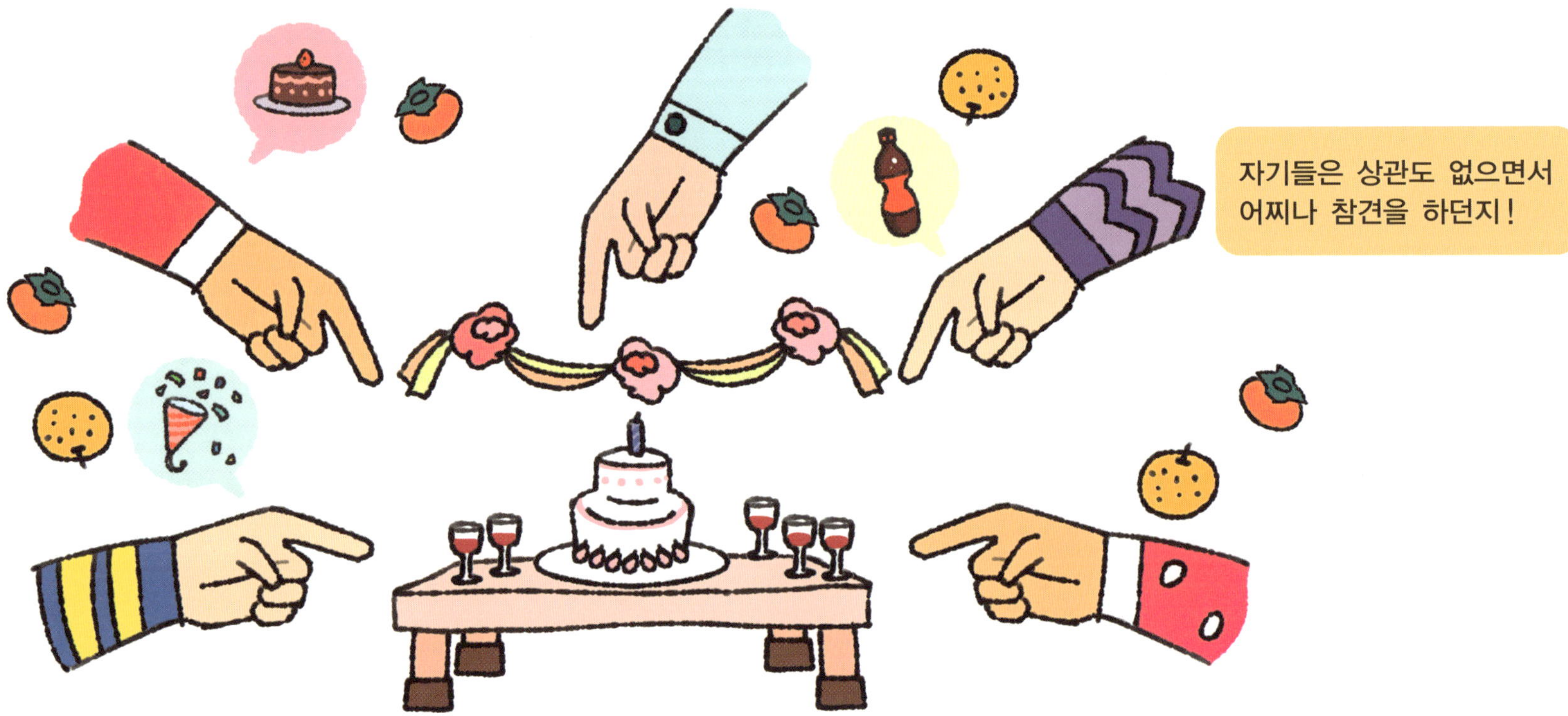
자기들은 상관도 없으면서
어찌나 참견을 하던지!

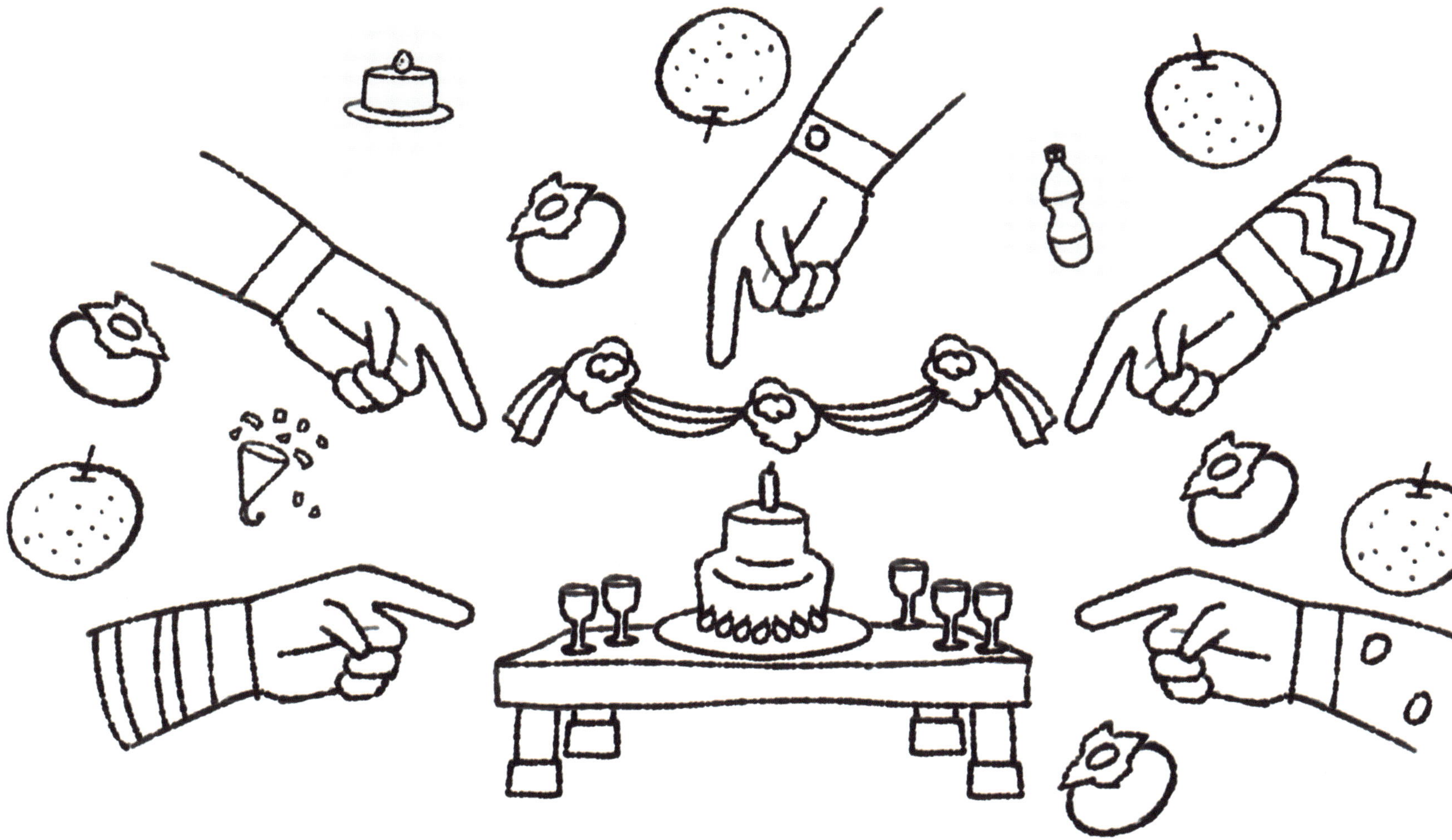

낫 놓고 기역자도 모른다

기역자 모양으로 생긴 낫을 놓고도 기역자를 모른다는 뜻으로, 사람이 글자를 모르거나 아주 무식함을 비유적으로 이르는 말입니다.

"땡칠이는 낫 놓고 기역자도 모르는 생판 무식꾼이다."

유사속담 가갸 뒤 자도 모른다 / 눈 뜬 장님

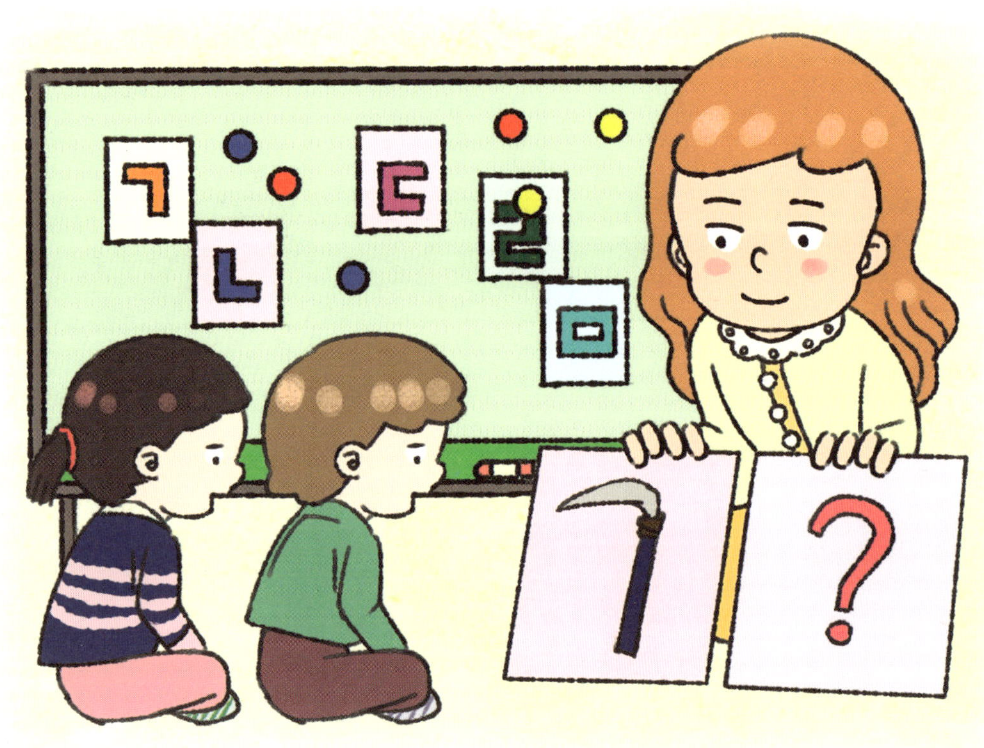

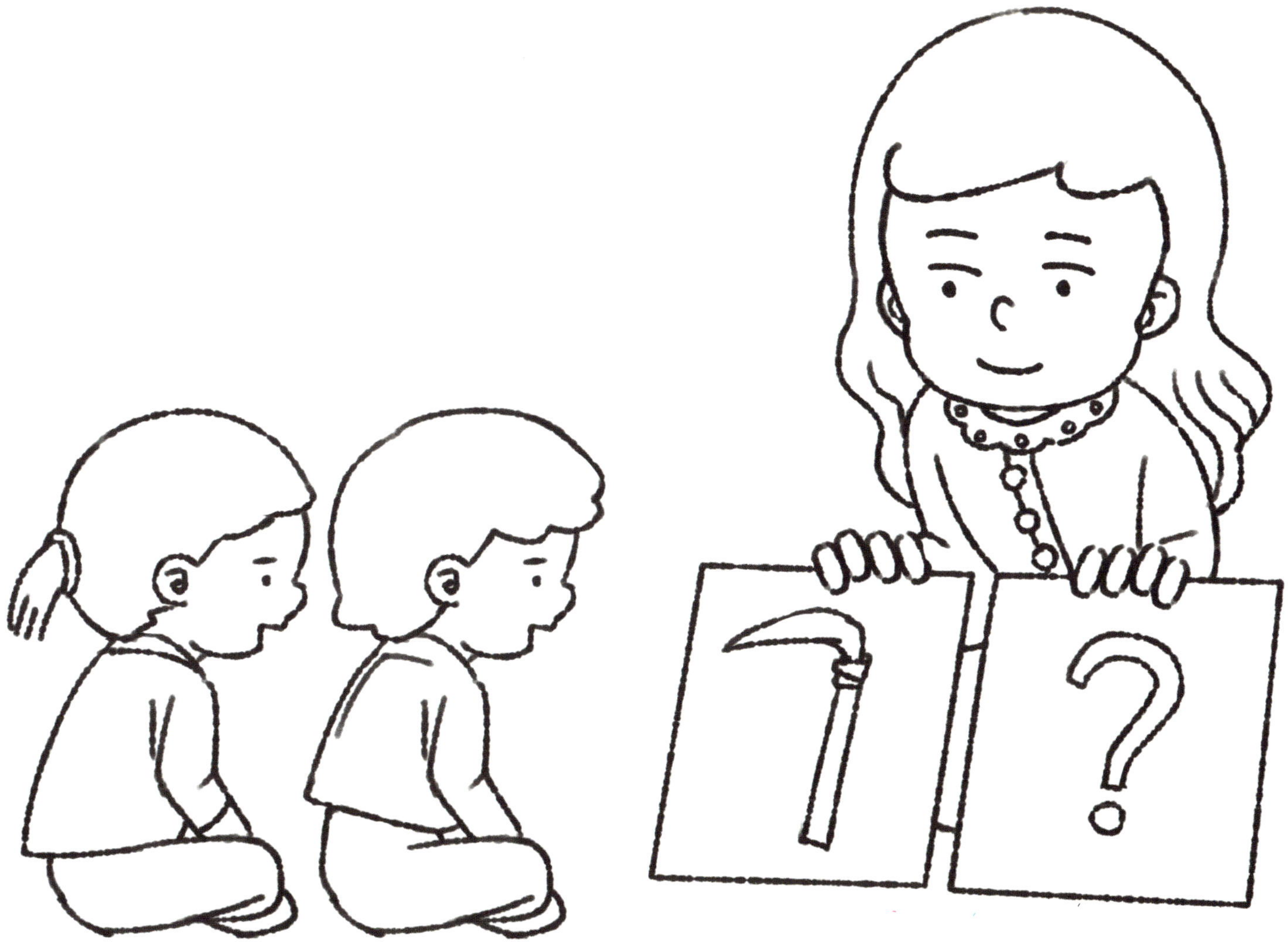

낮말은 새가 듣고 밤말은 쥐가 듣는다

아무리 비밀스럽게 한 말이라도 결국은 남의 귀에 들어가게 된다는 뜻으로, 항상 말을 조심해야 한다는 말입니다.

"요즘은 CCTV가 사방에 설치되어 있으니 말을 새나 쥐보다 더 조심하게 해야죠."

유사속담 바람벽에도 귀가 있다

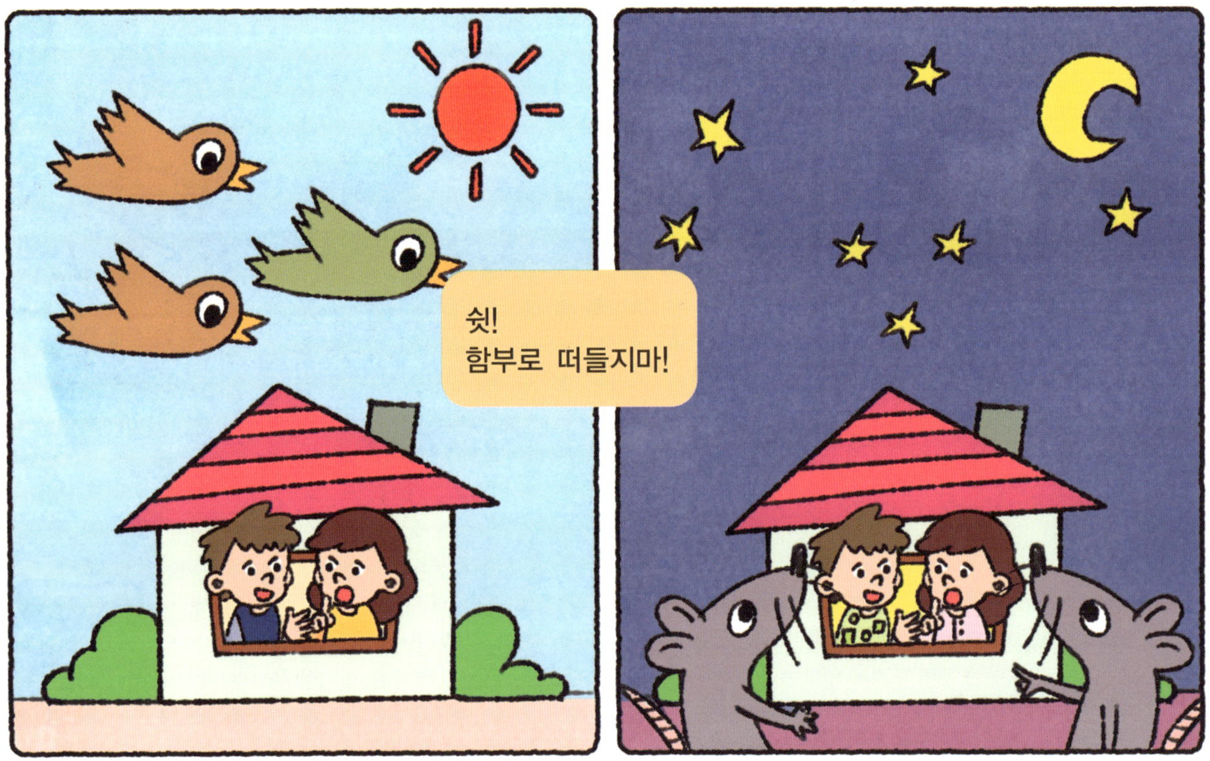

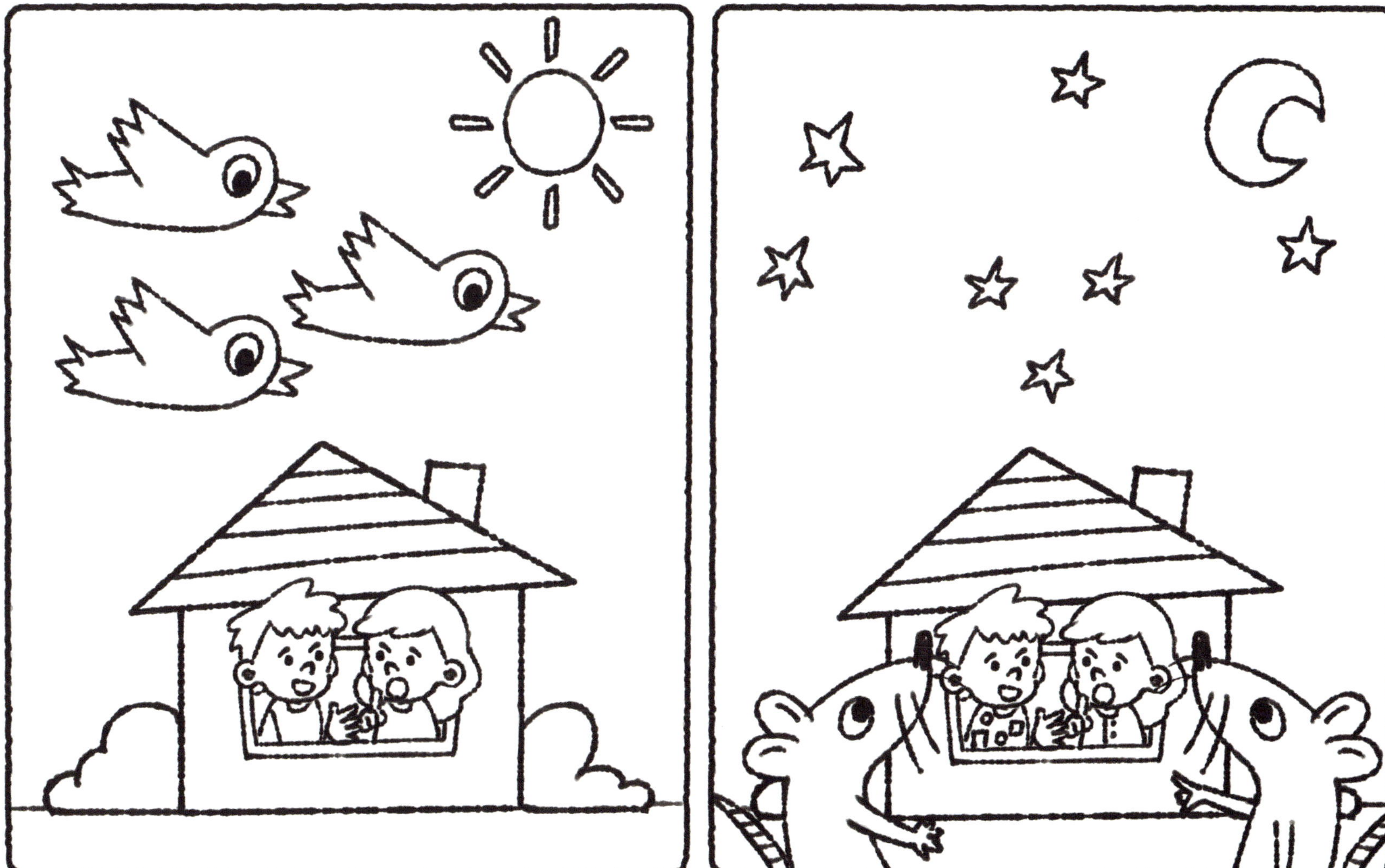

누워서 침 뱉기

누워서 침을 뱉으면 침이 자기 얼굴로 떨어지는 것처럼, 남을 해하려고 한 짓이 오히려 자신에게 해가 미친다는 말입니다.

"당신 만날 누워서 모든 것을 하다가는 코가 깨질지도 몰라!"

유사속담 제 발등 제가 찍었다

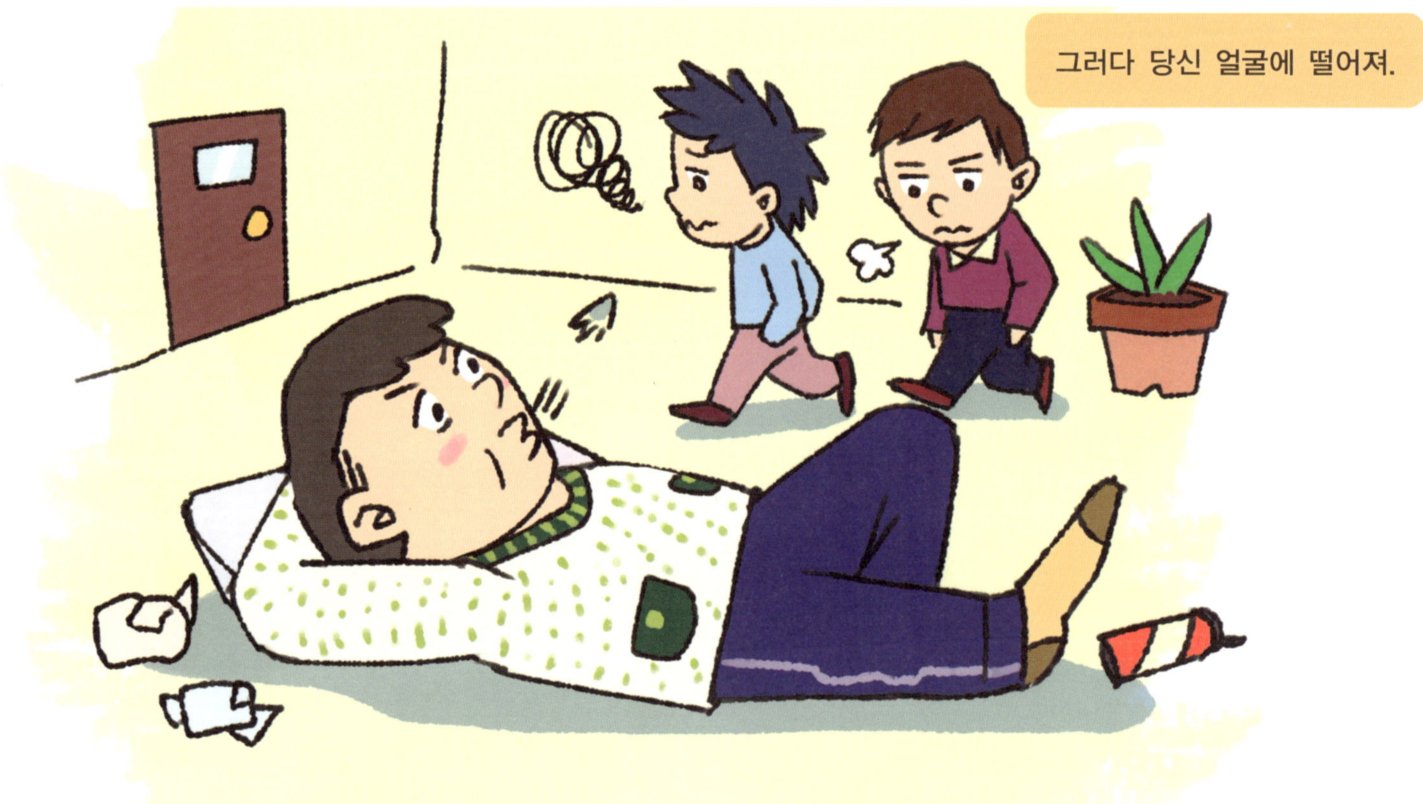

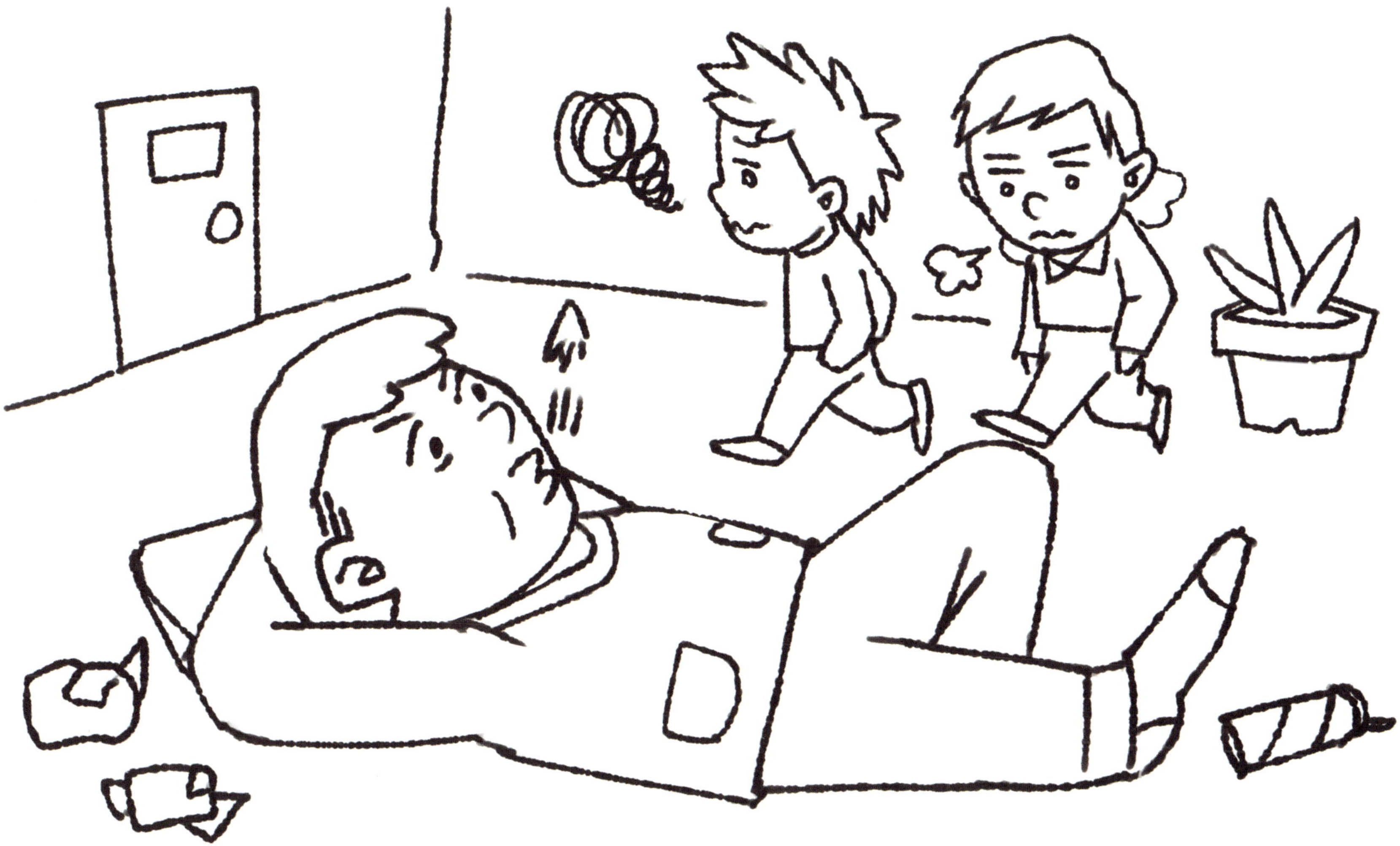

늦게 배운 도둑이 날 새는 줄 모른다

뒤늦게 시작한 일에 재미를 붙여 정신없이 빠져든다는 말입니다.

"요즘 그림 그리는 취미가 생겼는데 어제도 날이 새는 줄 모르고 그림을 그렸다네."

유사속담 중이 고기 맛을 알면 절에 빈대가 남아나지 않는다

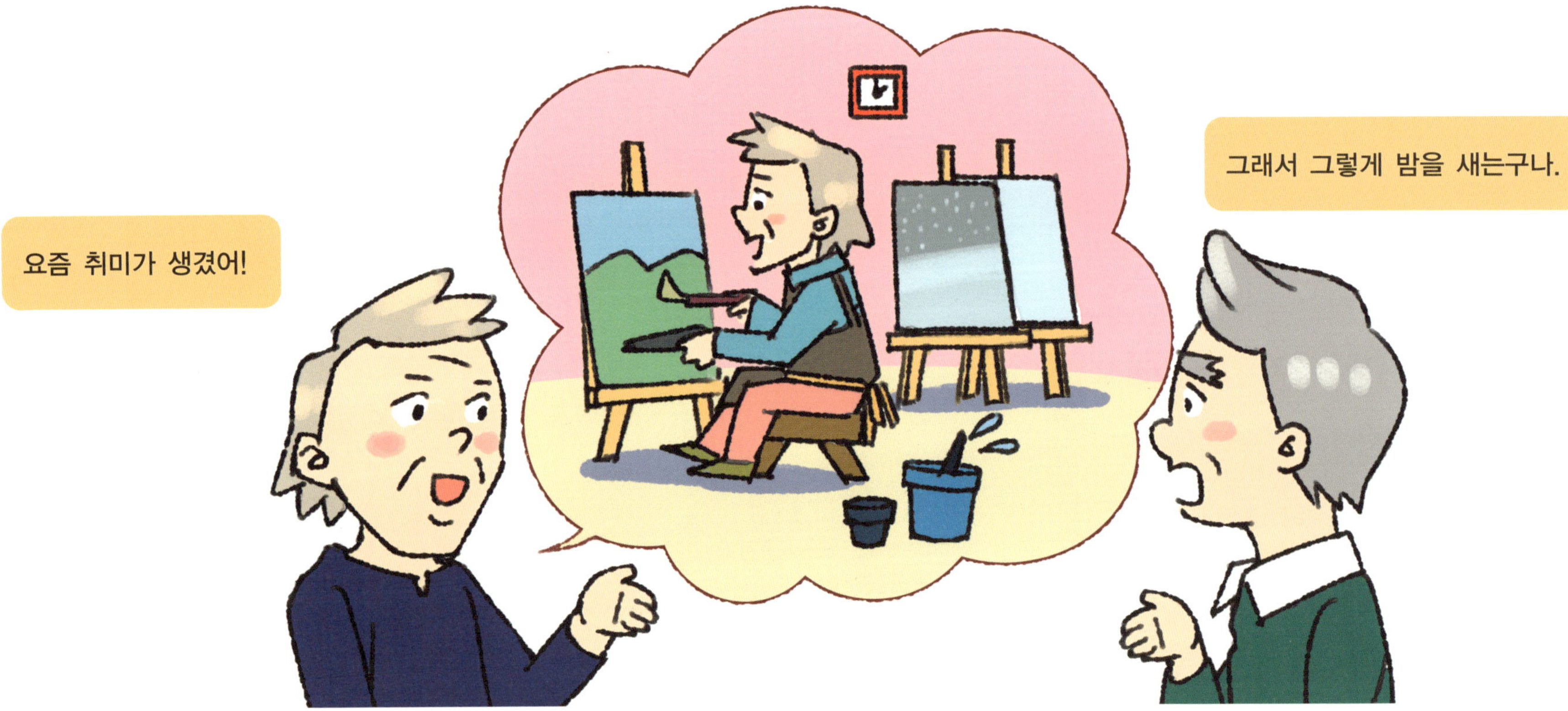
요즘 취미가 생겼어!
그래서 그렇게 밤을 새는구나.

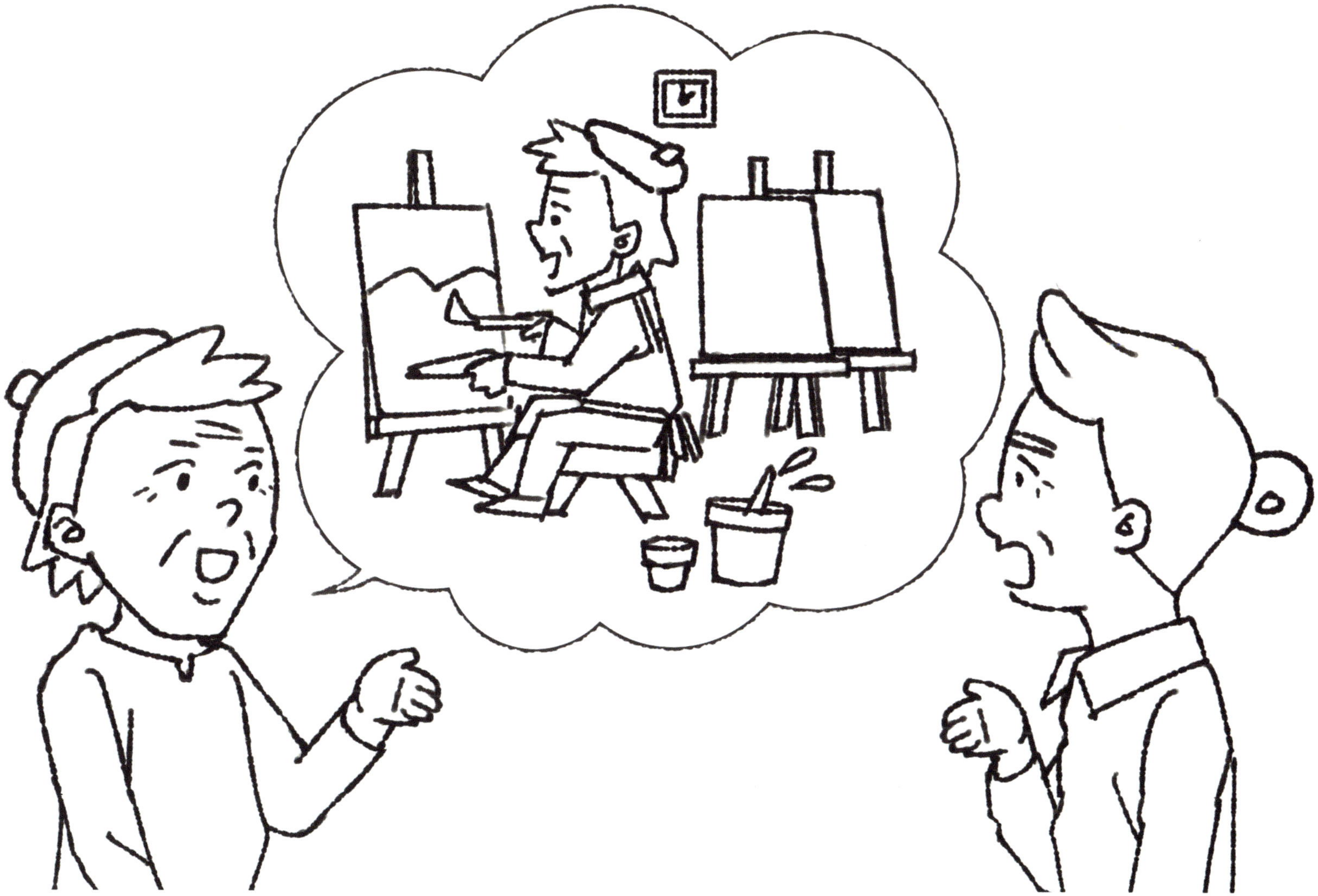

돌다리도 두드려보고 건너라

아무리 잘 아는 일이라도 꼼꼼하게 확인해 실수가 없도록 하라는 말입니다.

"매일 다니던 길이라도 딴짓하다가는 위험할 수 있으니 세심하게 주의해서 건너야 해!"

유사속담 얕은 물도 깊게 건너라 / 아는 길도 물어 가라 / 식은 죽도 불어가며 먹어라

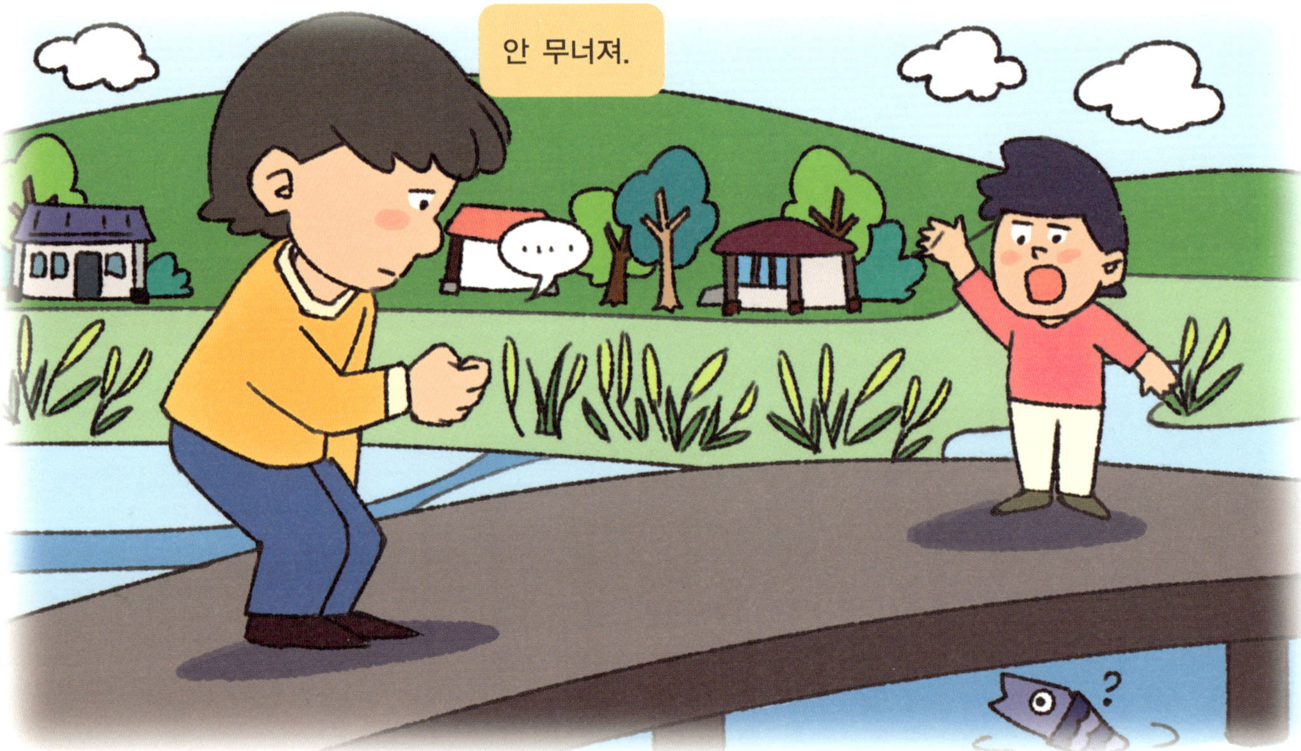

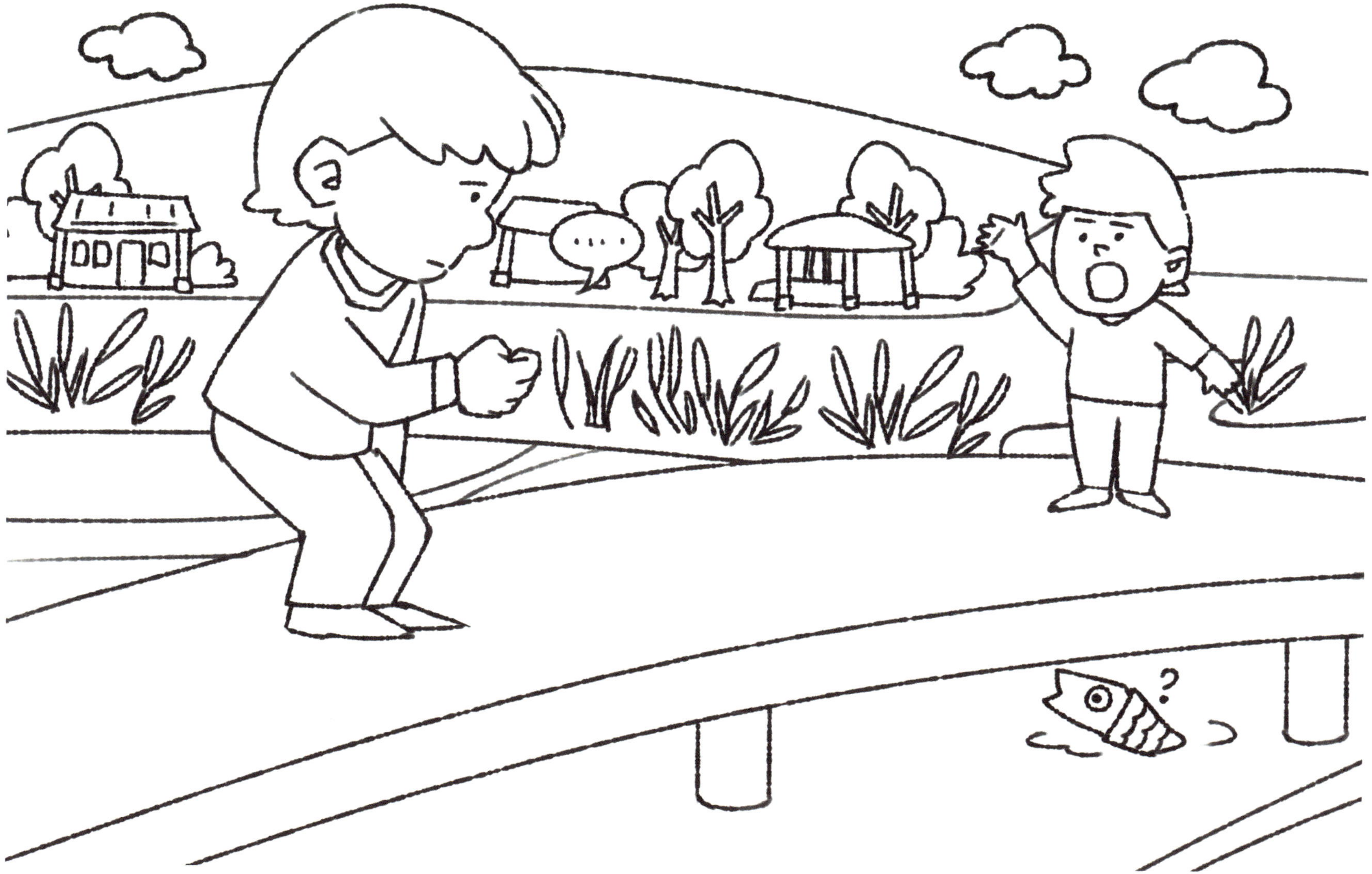

되로 주고 말로 받는다

조금 주고 더 많은 대가를 받는다는 말이기도, 남을 조금 건드렸다가 더 큰 되갚음을 당한다는 말이기도 합니다.

"이사 떡을 돌렸더니 앞으로 잘 지내자며 옆집에서 갈비를 가져오셨네요."

유사속담 한 되 주고 한 섬 받는다 / 남의 눈에 눈물 나게 하면 자기 눈에 피 눈물 난다

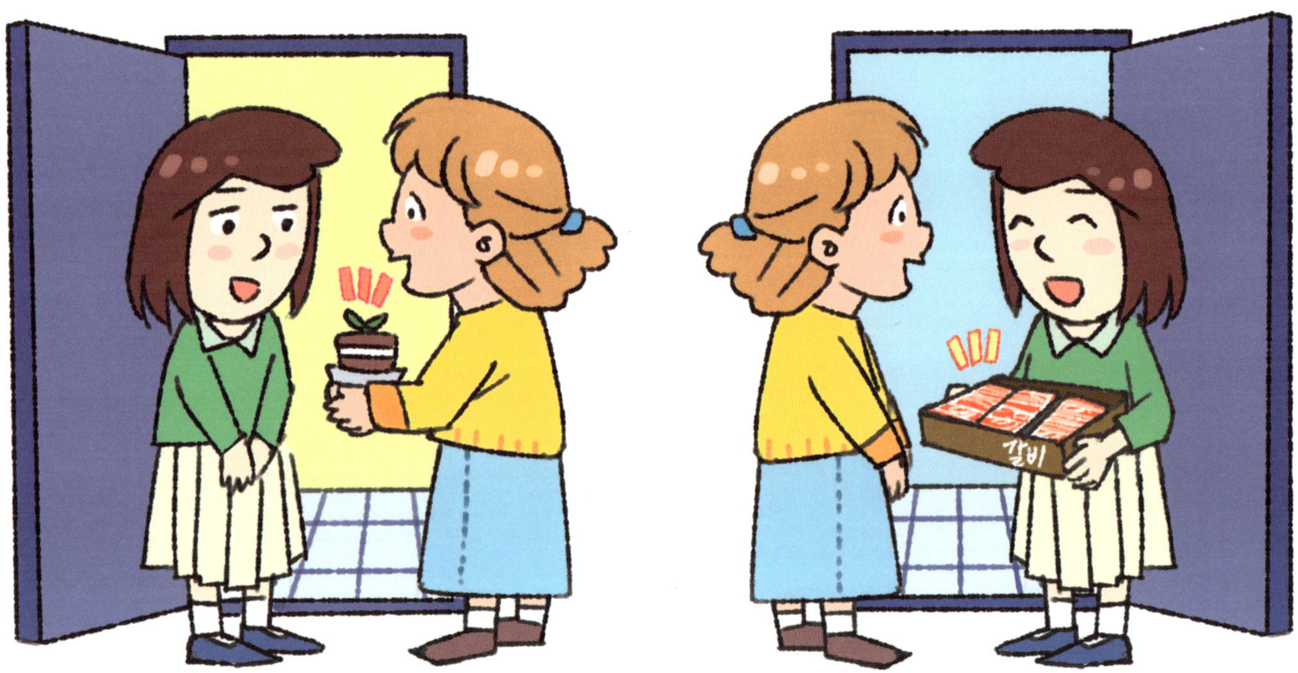

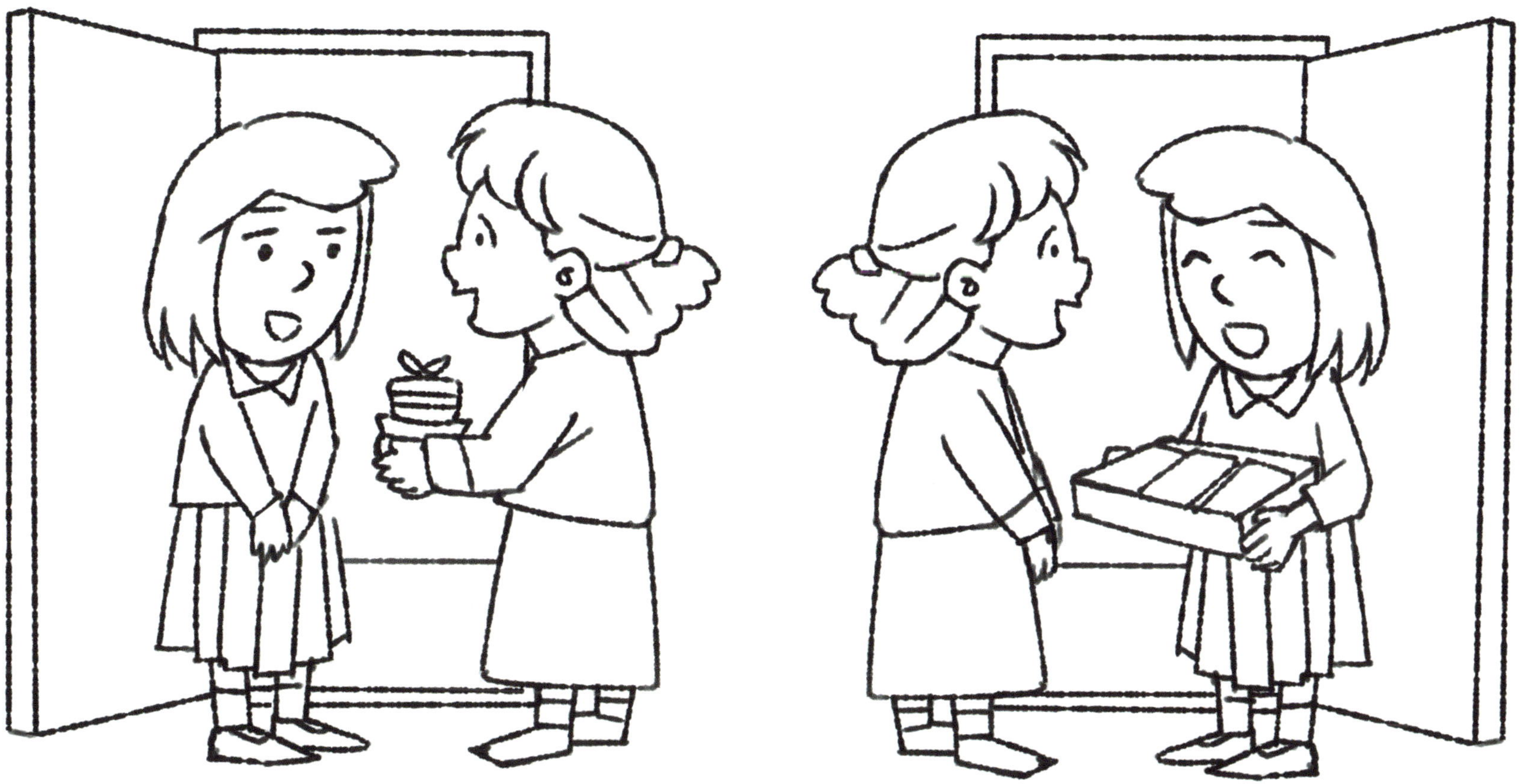

땅 짚고 헤엄치기

아주 하기 쉬운 일을 비유적으로 이르는 말입니다.

"방바닥의 방석 올라가서 헤엄을 치면 물에 가라앉을 일도 물 먹을 일도 없어요."

유사속담 누워서 떡 먹기

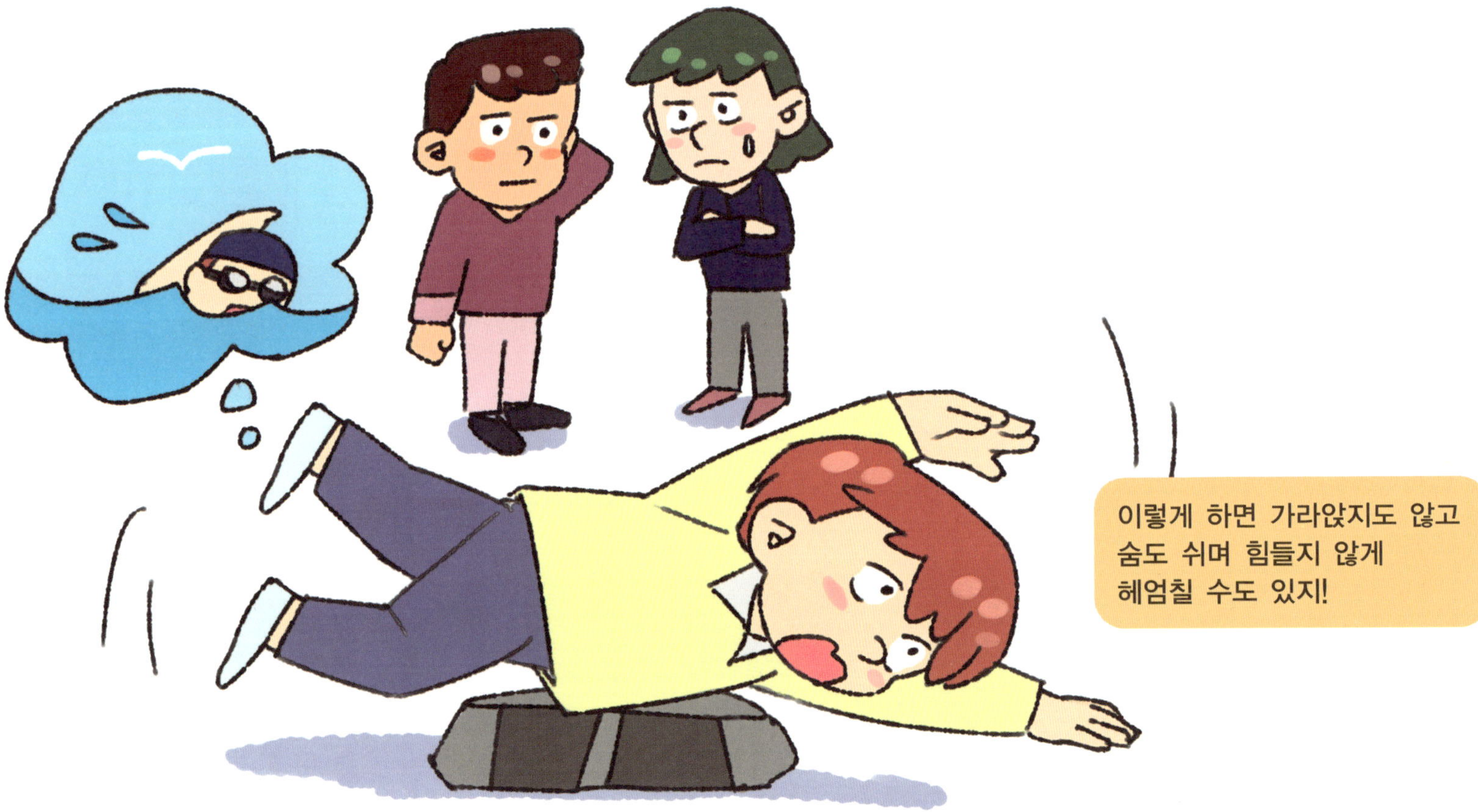
이렇게 하면 가라앉지도 않고
숨도 쉬며 힘들지 않게
헤엄칠 수도 있지!

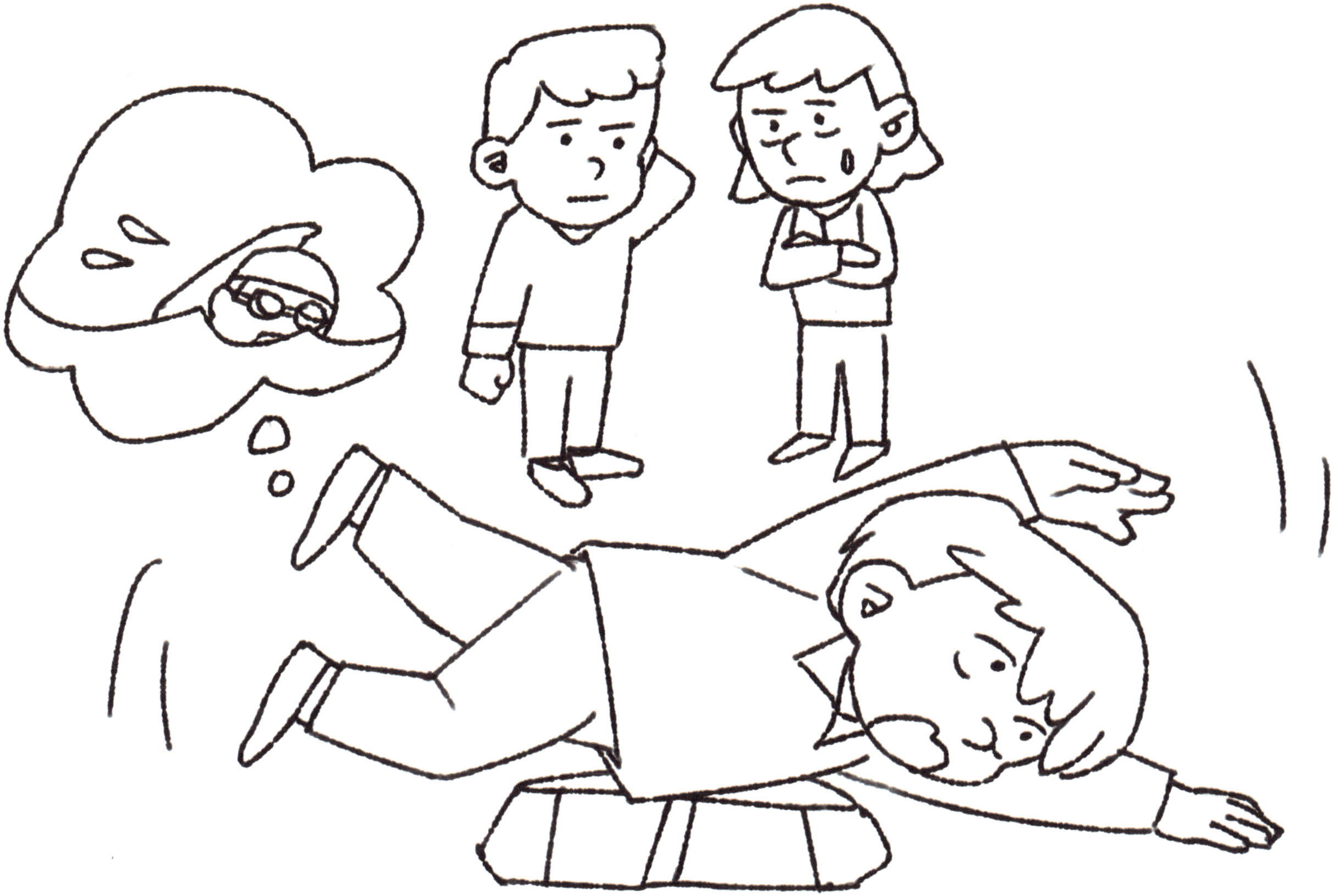

똥 묻은 개가 겨 묻은 개 나무란다

자기는 더 큰 흉이 있으면서 도리어 남의 작은 흉을 본다는 말입니다.

"지각을 밥 먹듯이 하던 영구가 처음으로 지각한 나한테 화를 내더라."

유사속담 숯이 검정 나무란다 / 까마귀가 까치더러 검다고 한다

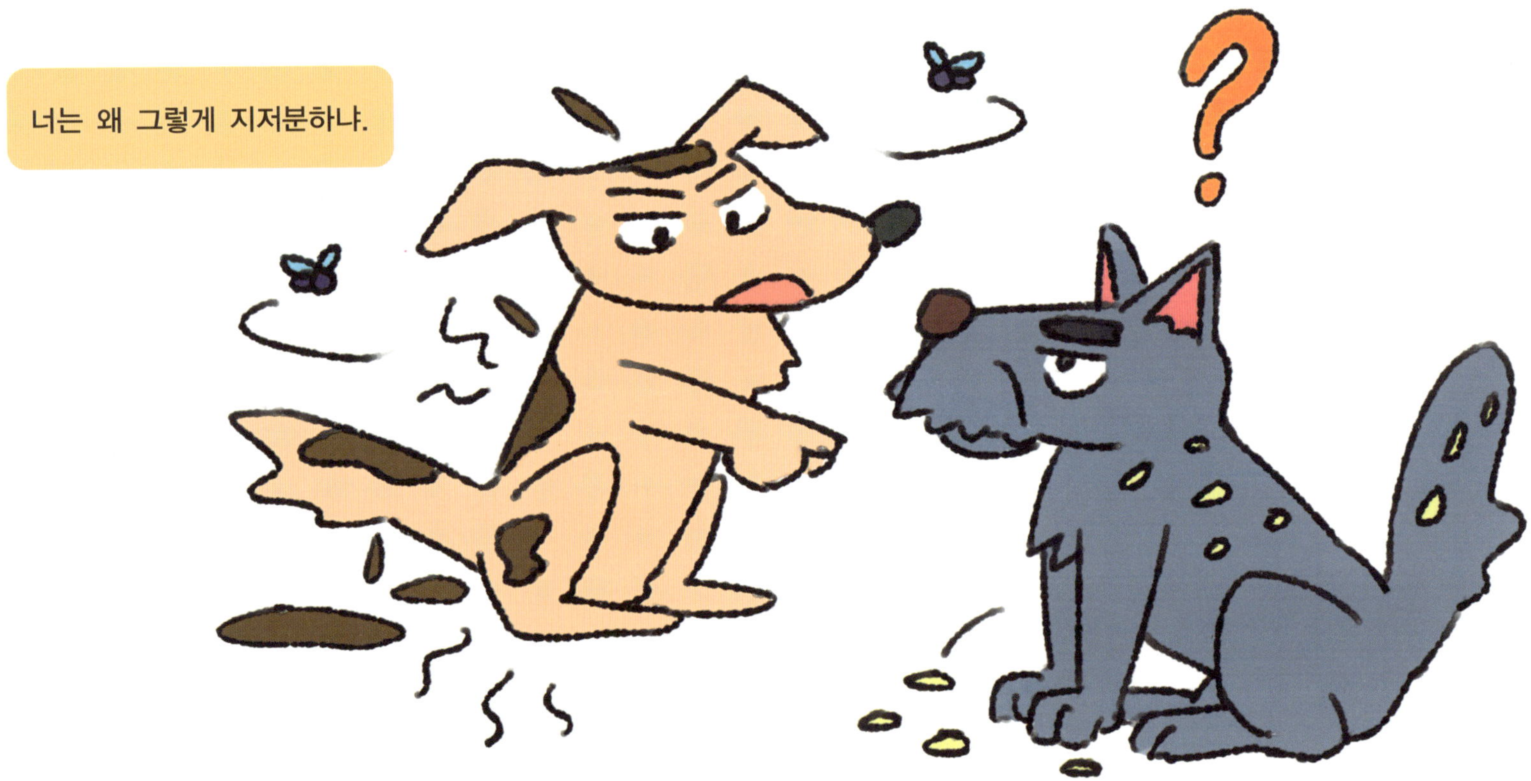

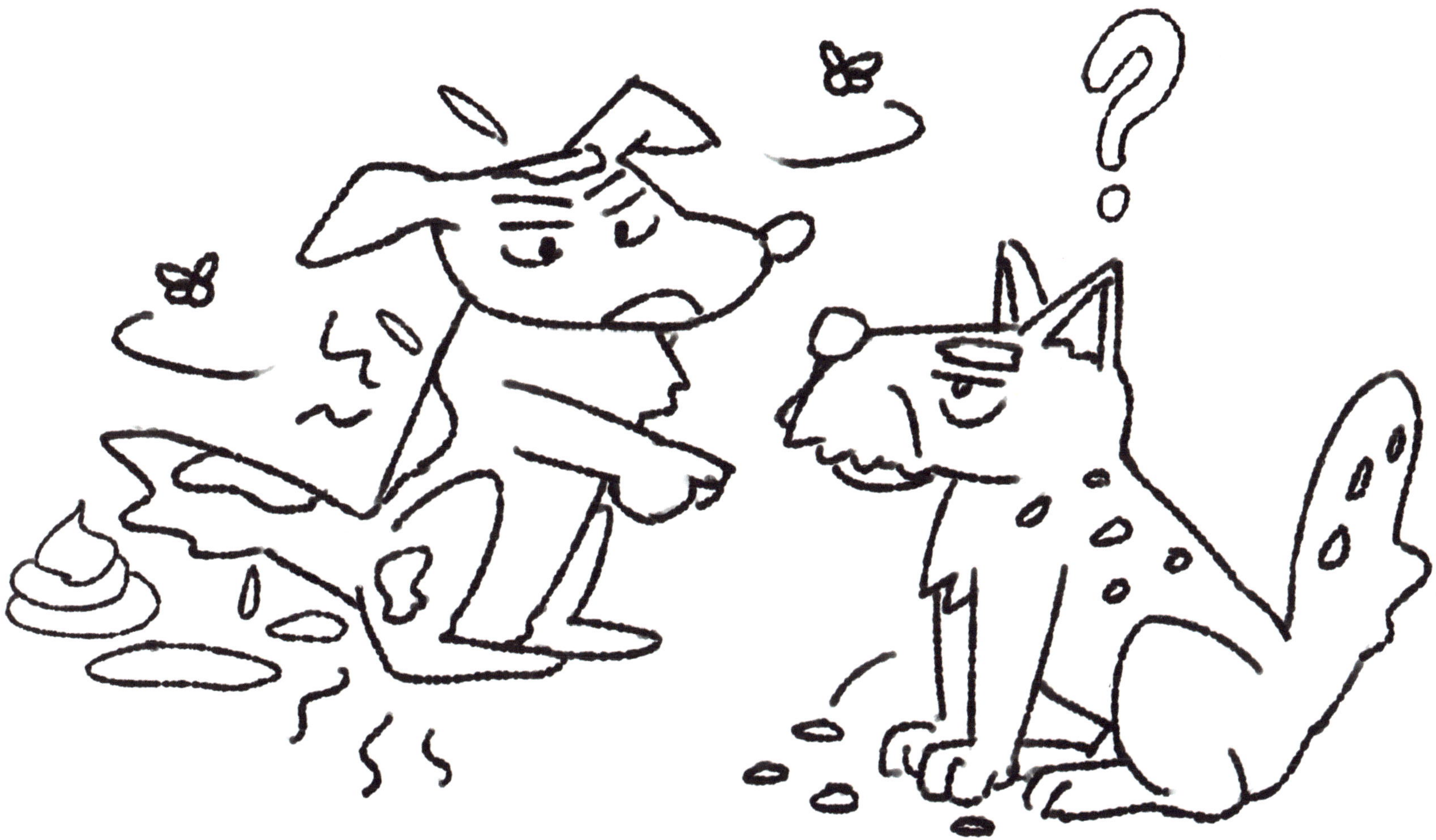

뛰는 놈 위에 나는 놈 있다

아무리 재주가 뛰어나다 하더라도 그보다 더 뛰어난 사람이 있다는 뜻으로, 스스로 뽐내지 말고 겸손해지라는 말입니다.

"지금은 네가 제일 잘난 것 같겠지만 언제나 더 뛰어난 사람이 있다는 걸 알아야 해."

유사속담 범 잡아먹는 담비가 있다

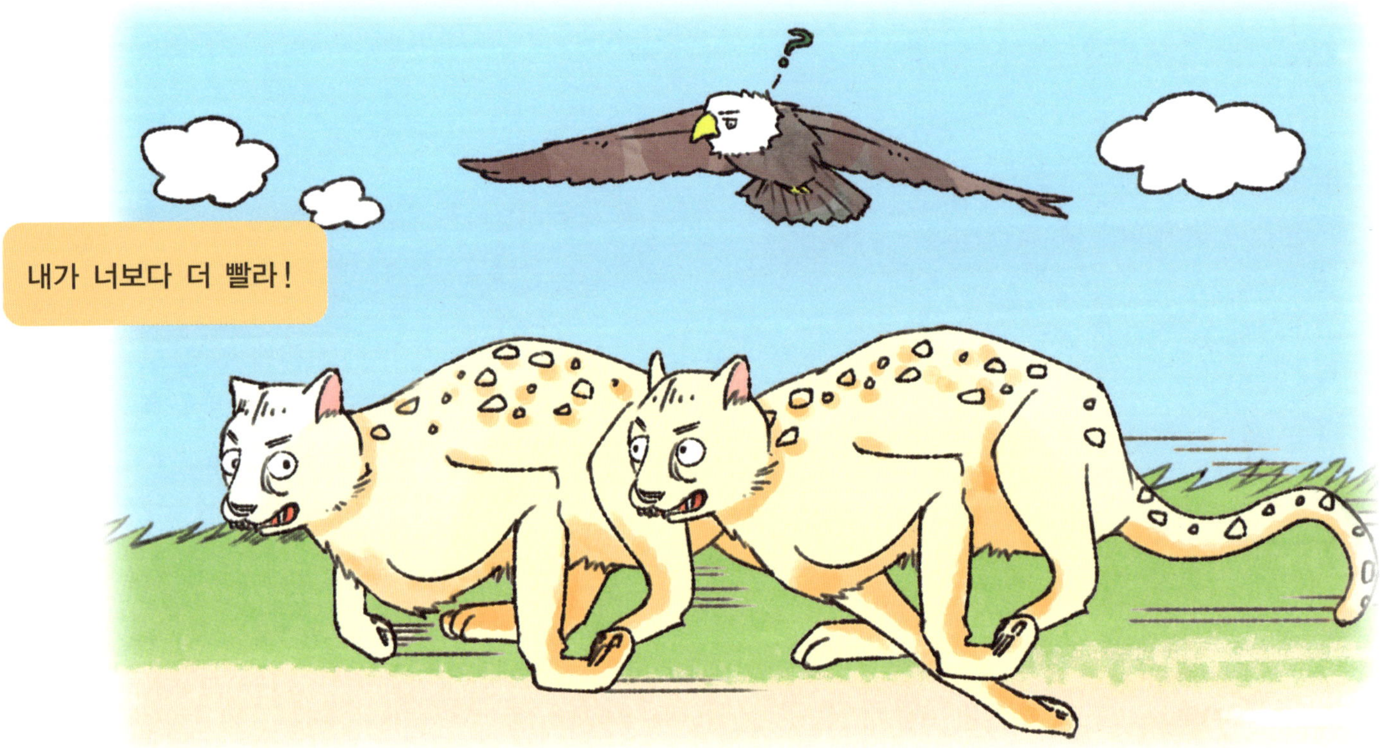

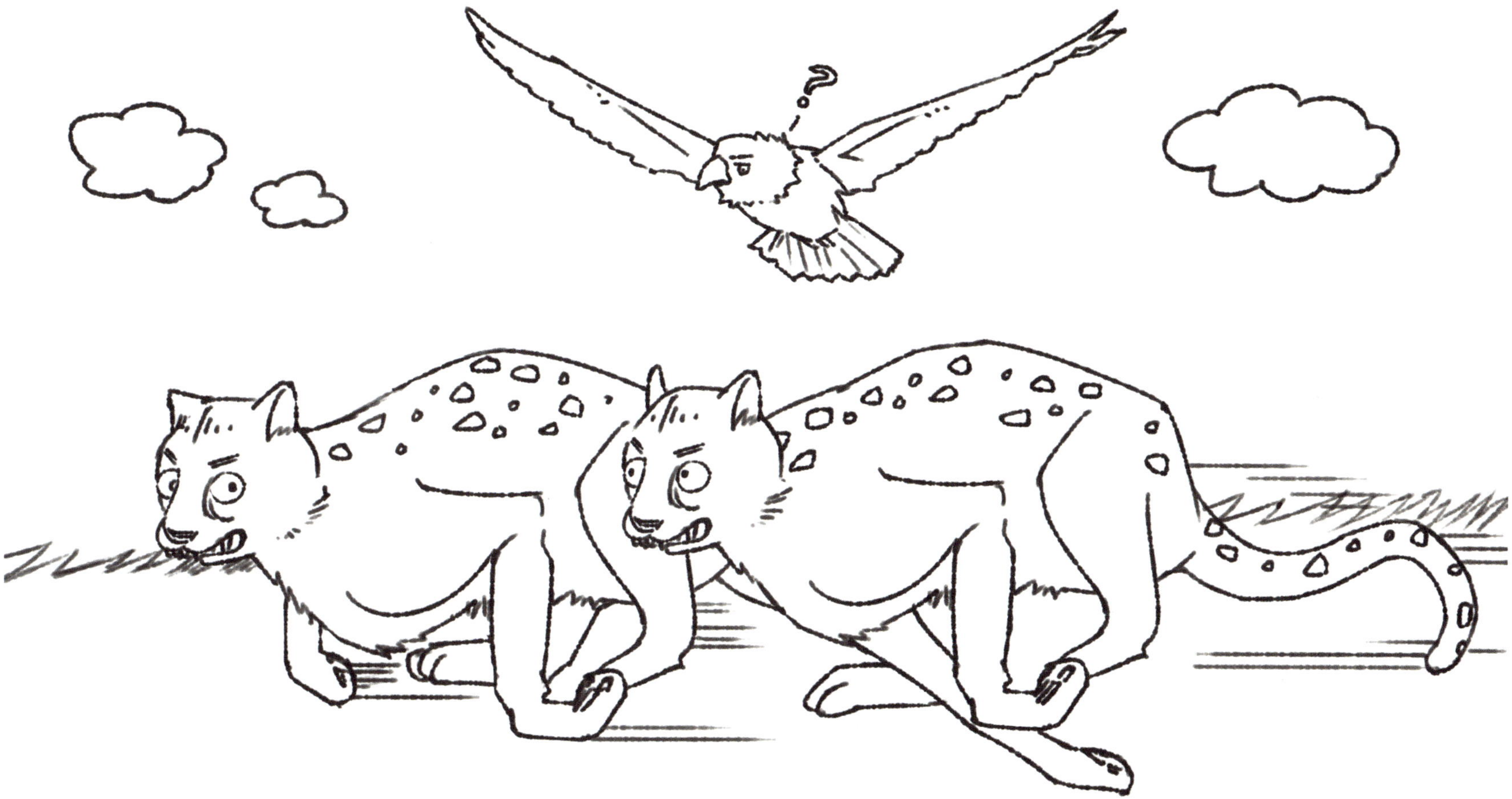

못된 송아지 엉덩이에 뿔난다

못된 사람이 자기 행동을 뉘우치기는커녕 건방지게 굴면서 나쁜 짓만 하고 다닌다는 말입니다.

"얼마 전에 사고를 치고 경찰서 갔다 온 영구가 거짓말을 하며 온 동네를 휘젓고 다니네."

유사속담 개 못된 게 부뚜막에 올라간다 / 못난 며느리 제삿날에 병난다 / 못된 일가 항렬만 높다

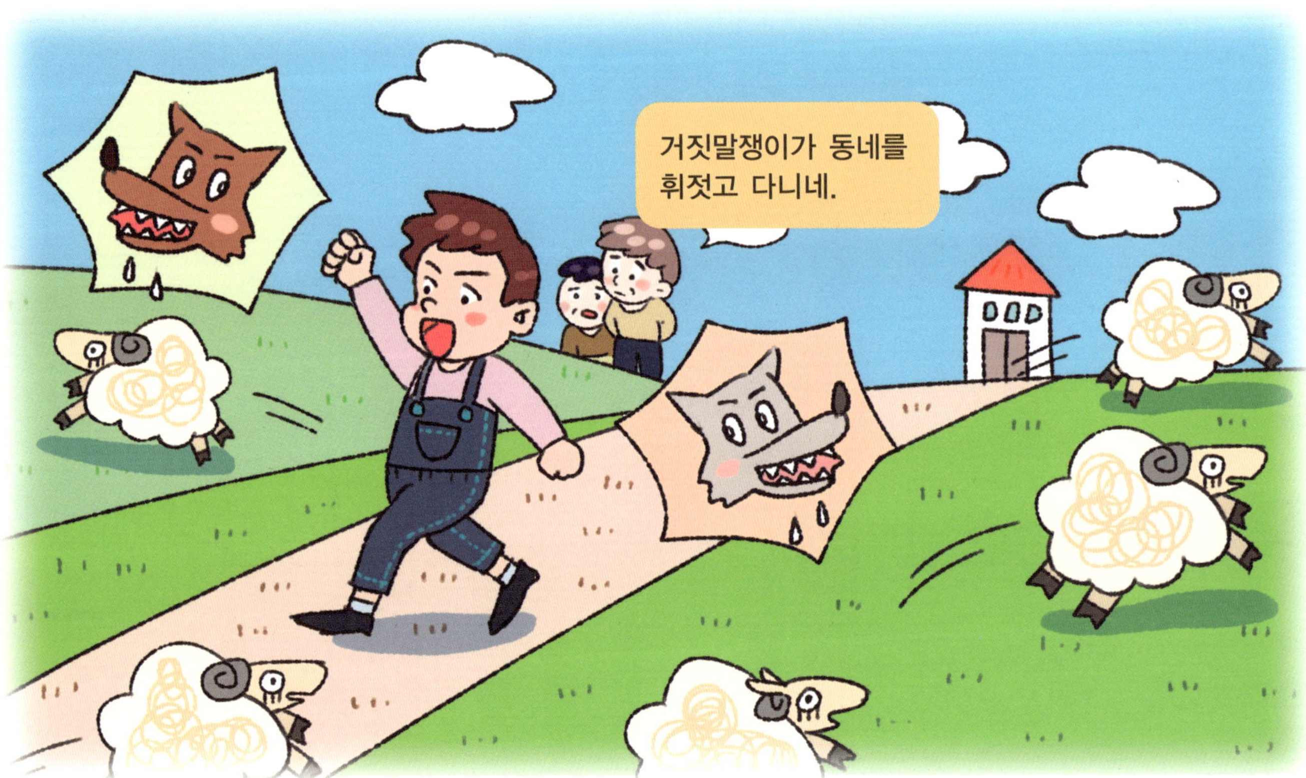

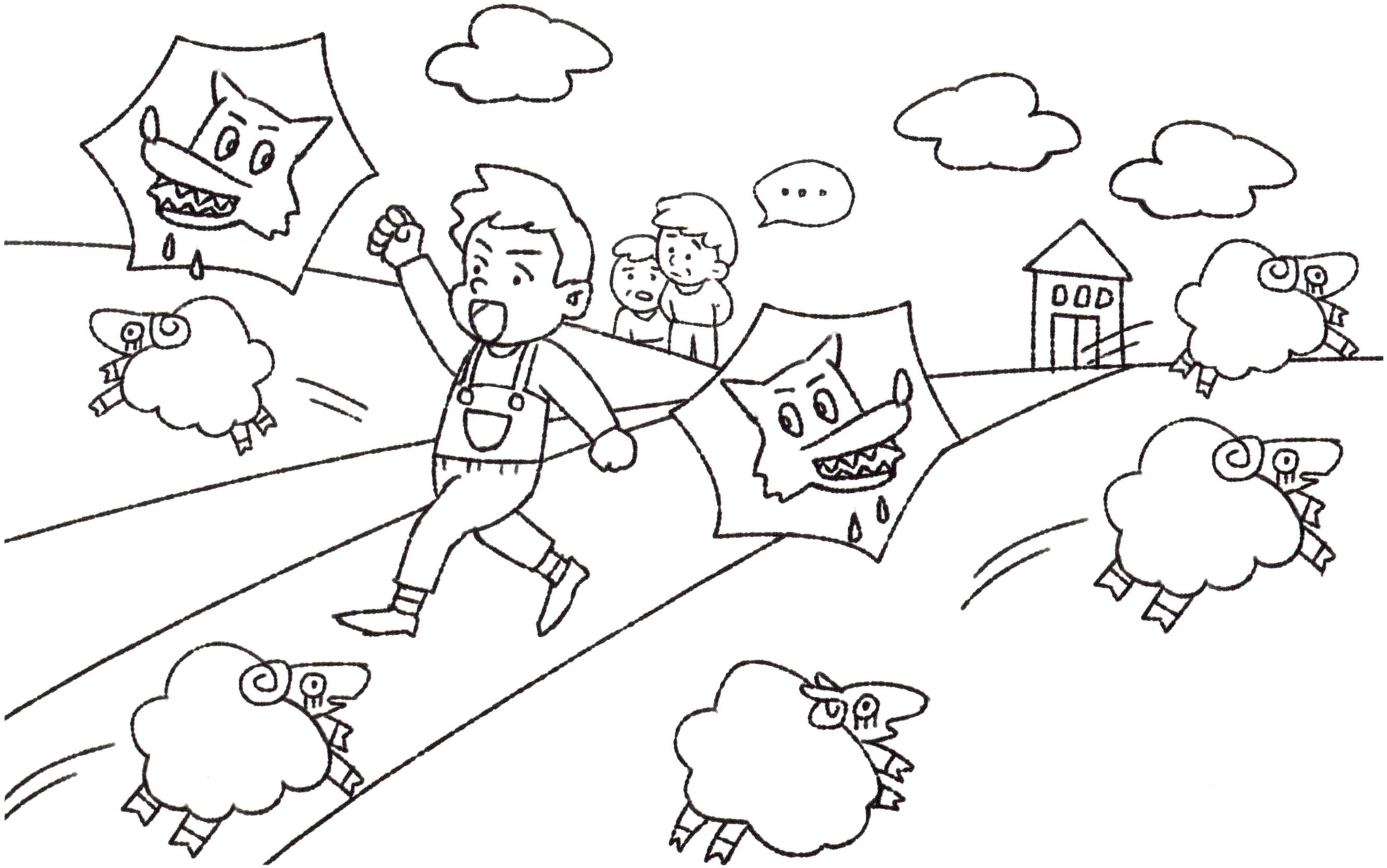

밑 빠진 독에 물 붓기

밑 빠진 독은 아무리 물을 부어도 채울 수 없듯이 아무리 애를 써도 아무 보람이 없는 경우를 말합니다.

"다이어트한다고 밥은 적게 먹으면서 운동을 전혀 하지 않으면 밑 빠진 독에 물 붓기나 다름 없어요."

유사속담 가문 논에 물대기 / 시루에 물 붓기 / 헌집 고치기

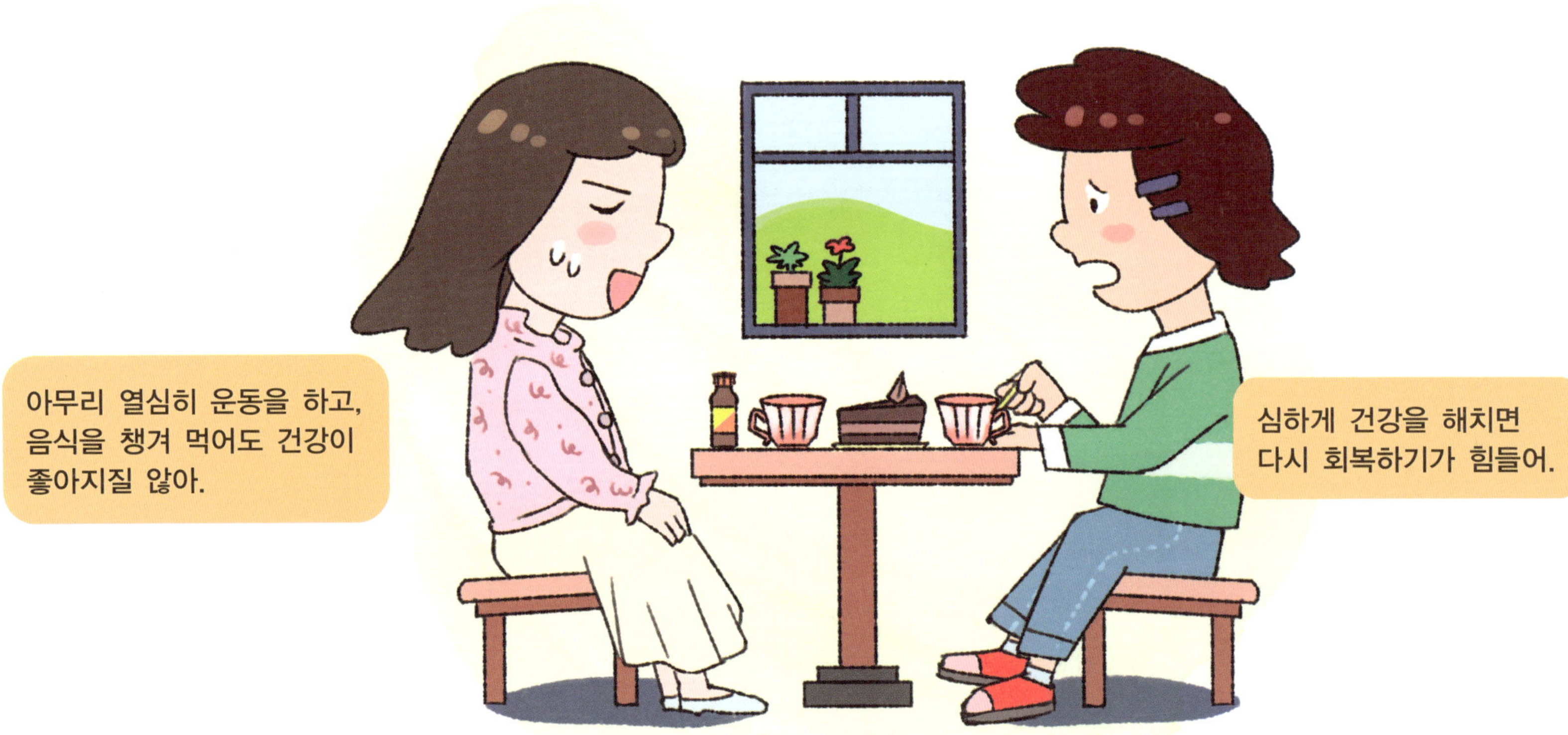
아무리 열심히 운동을 하고,
음식을 챙겨 먹어도 건강이
좋아지질 않아.
심하게 건강을 해치면
다시 회복하기가 힘들어.

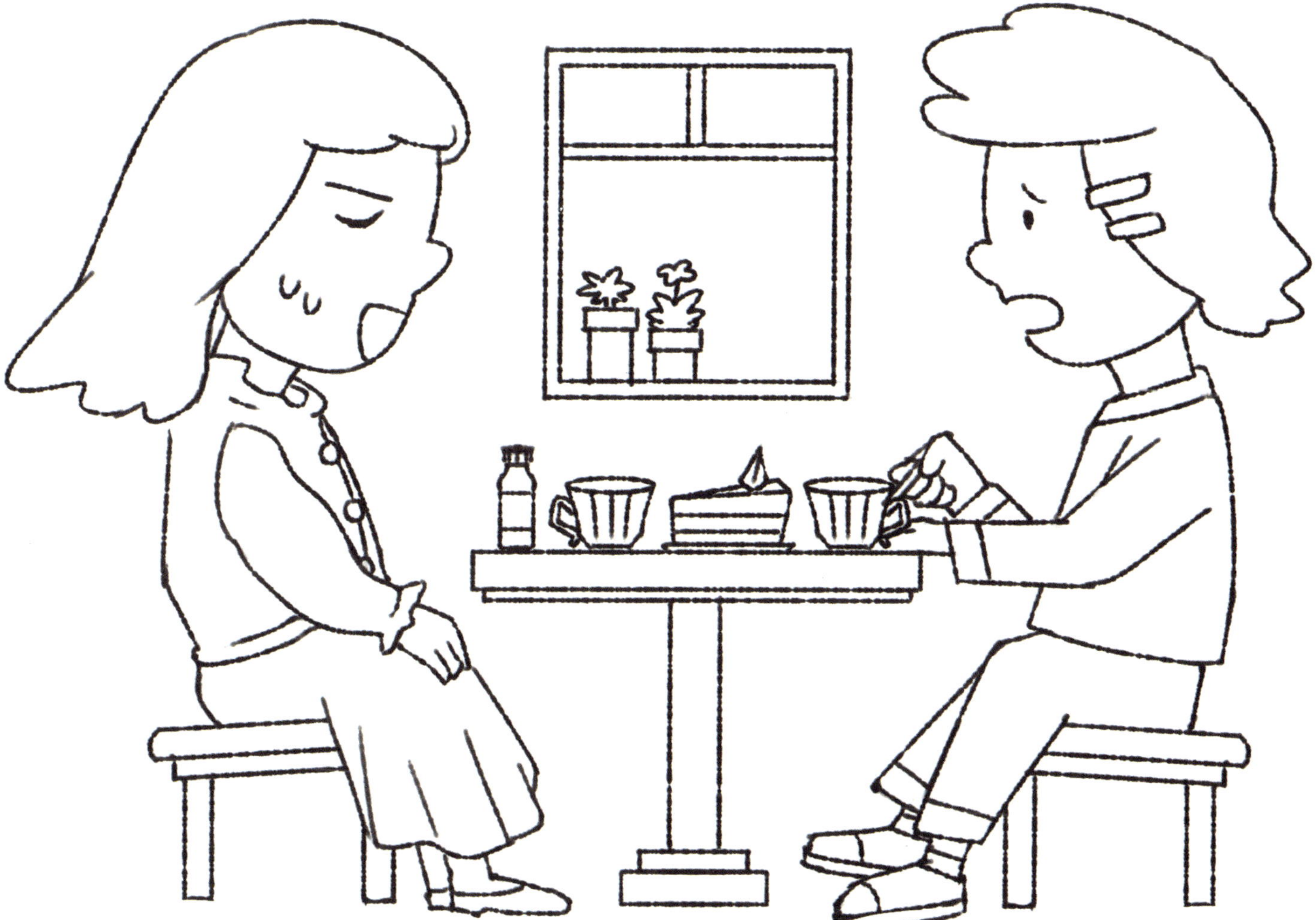

바늘 도둑이 소 도둑 된다

자그마한 나쁜 일도 자꾸 하면 버릇이 되어 나중에는 큰 잘못을 저지르게 된다는 말입니다.

"어릴 적에 과수원에서 서리하던 영구가 커서 얼마 전에 절도죄로 구속되었다고 하는구나."

유사속담 거짓말은 도둑놈 될 장본 / 개가 겨를 먹다 끝내 쌀을 먹는다

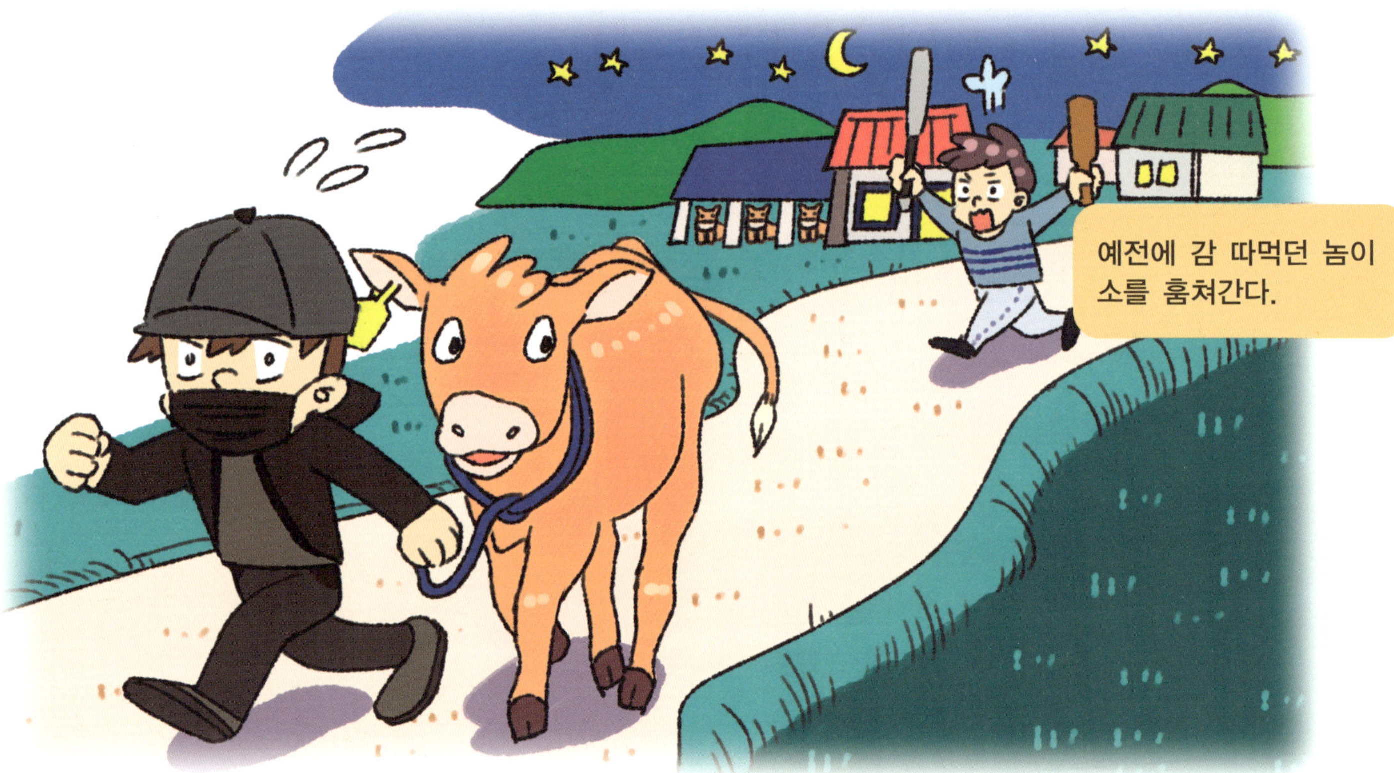

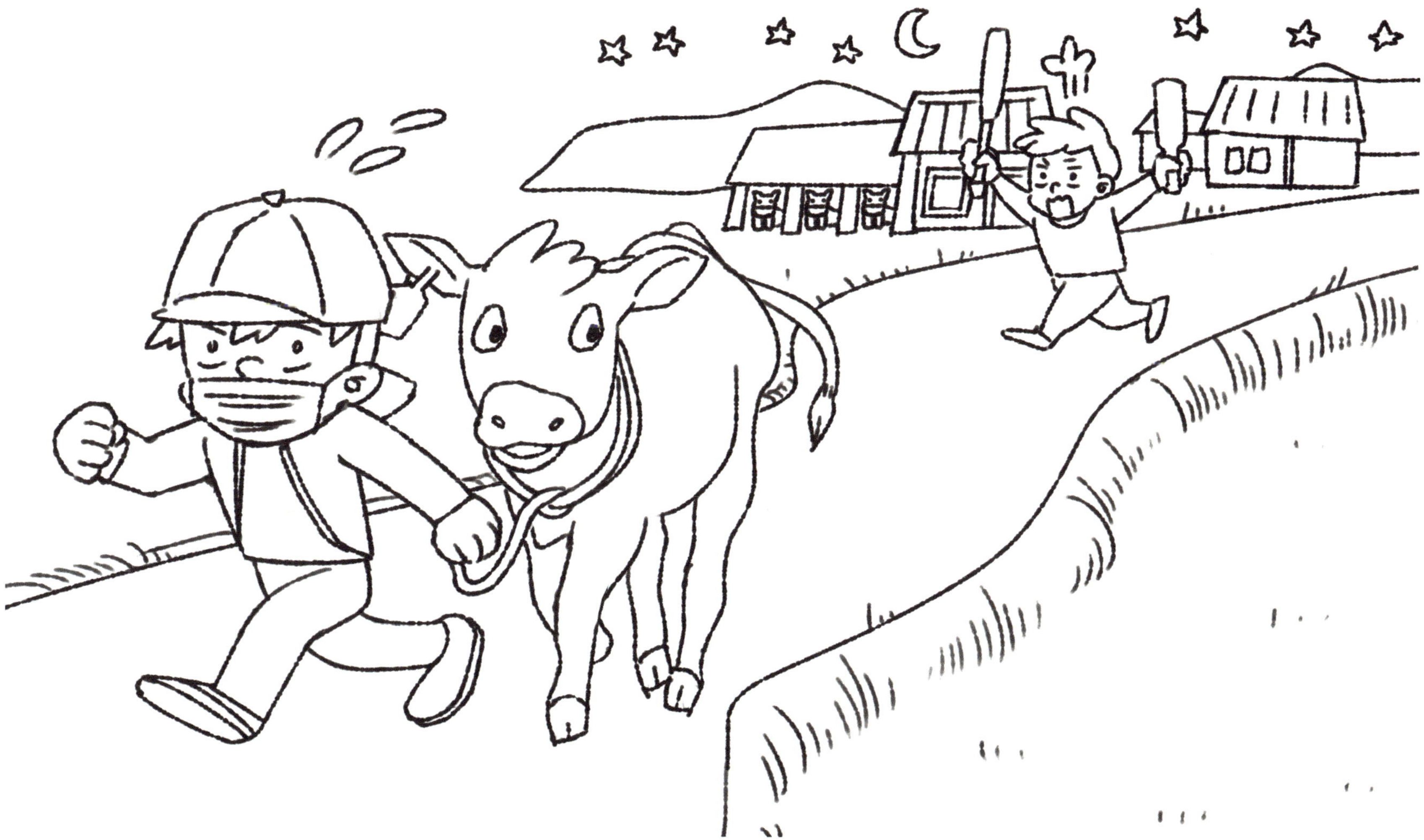

배보다 배꼽이 더 크다

마땅히 커야 할 것이 작고 작아야 할 것이 크다는 말입니다.

"과자를 샀는데 질소가스로 봉지만 빵빵할 뿐 안에는 과자가 별로 없네."

유사속담 발가락이 발보다 크다 / 구경꾼 셋에 풍각쟁이 일곱이라

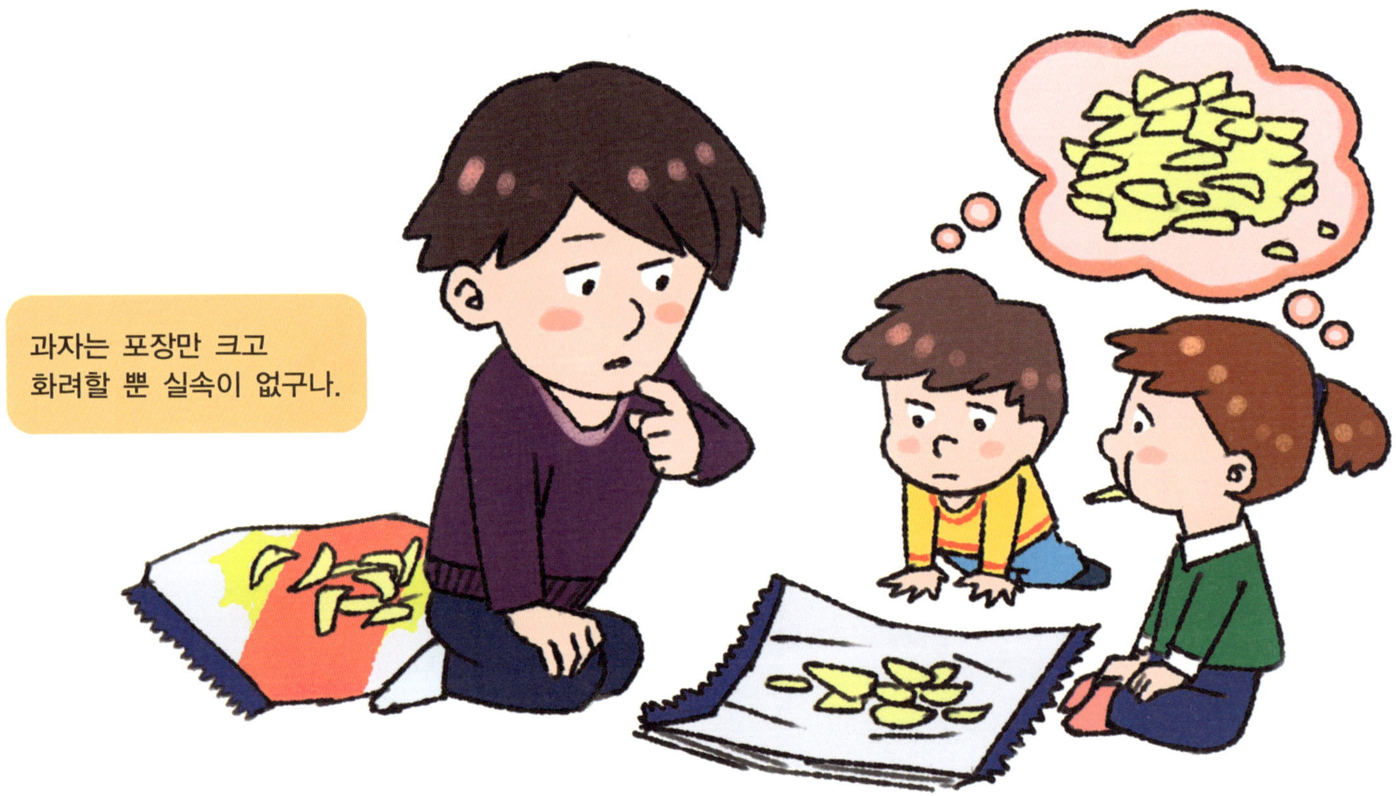

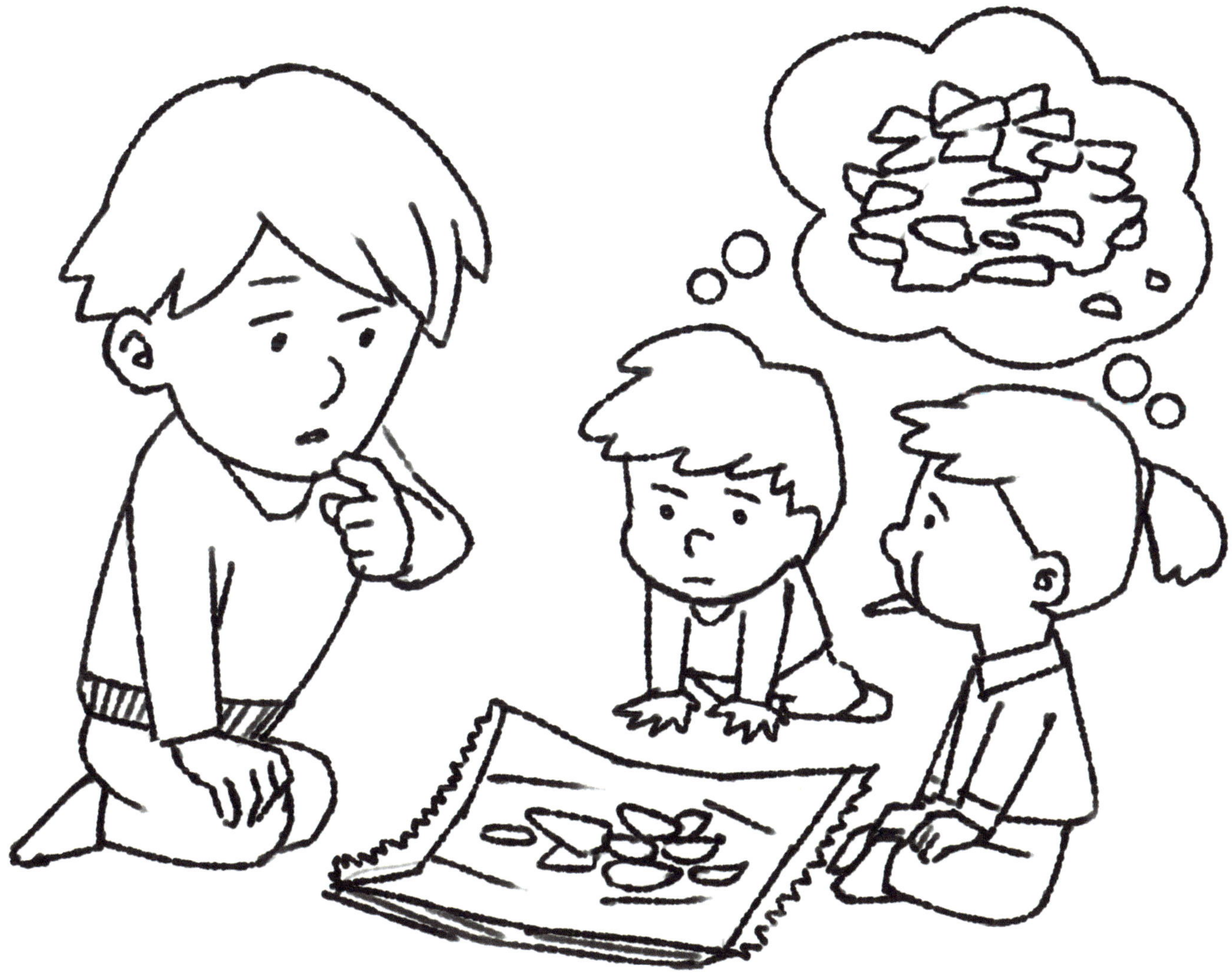

싼 게 비지떡

값이 싼 물건치고 품질 좋은 것은 없다는 말입니다.

"특가라고 해서 저렴하게 샀더니 정작 요리를 하니 맛이 하나도 없네요."

유사속담 값싼 비지떡

반대속담 값싼 갈치자반(맛만 좋다)

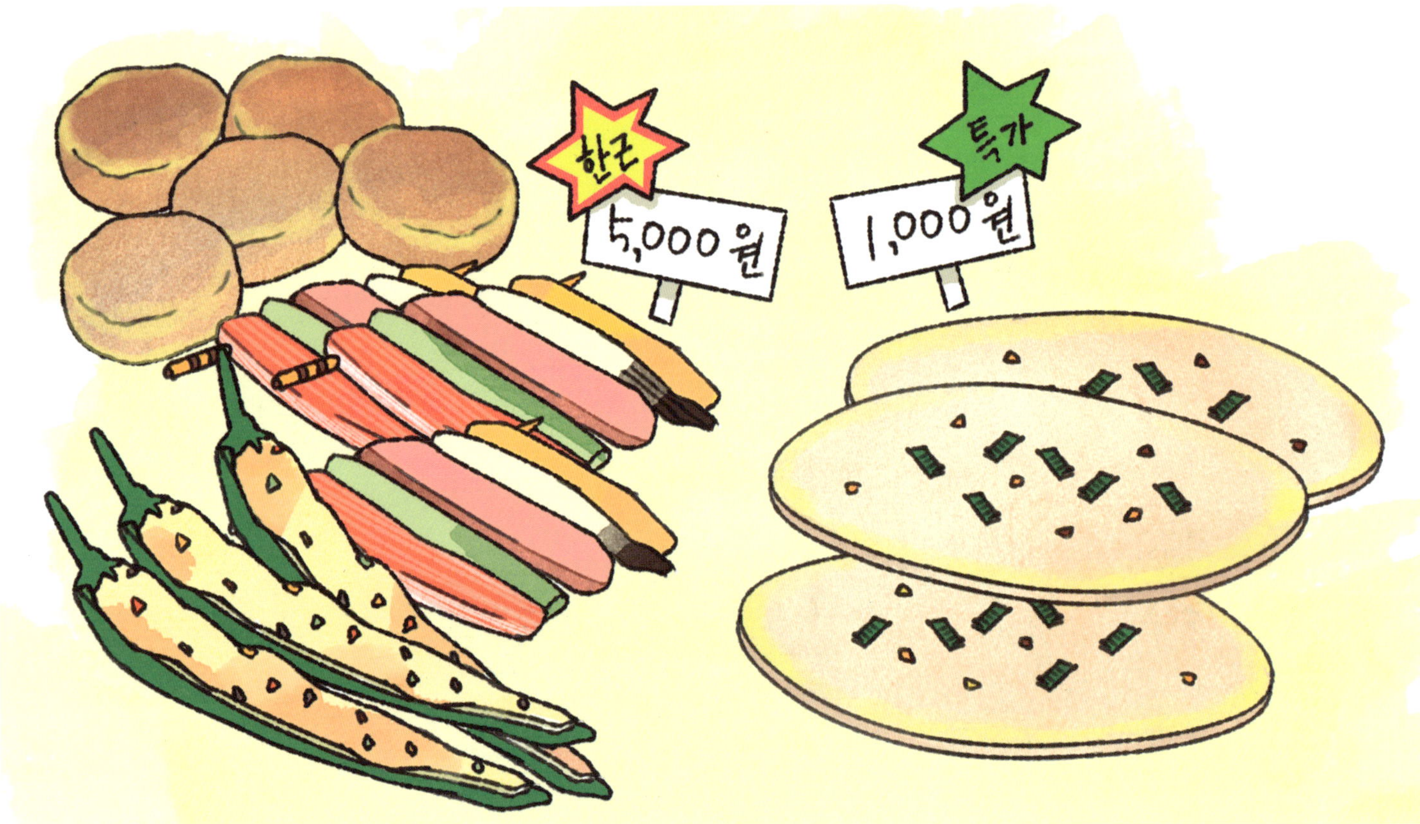

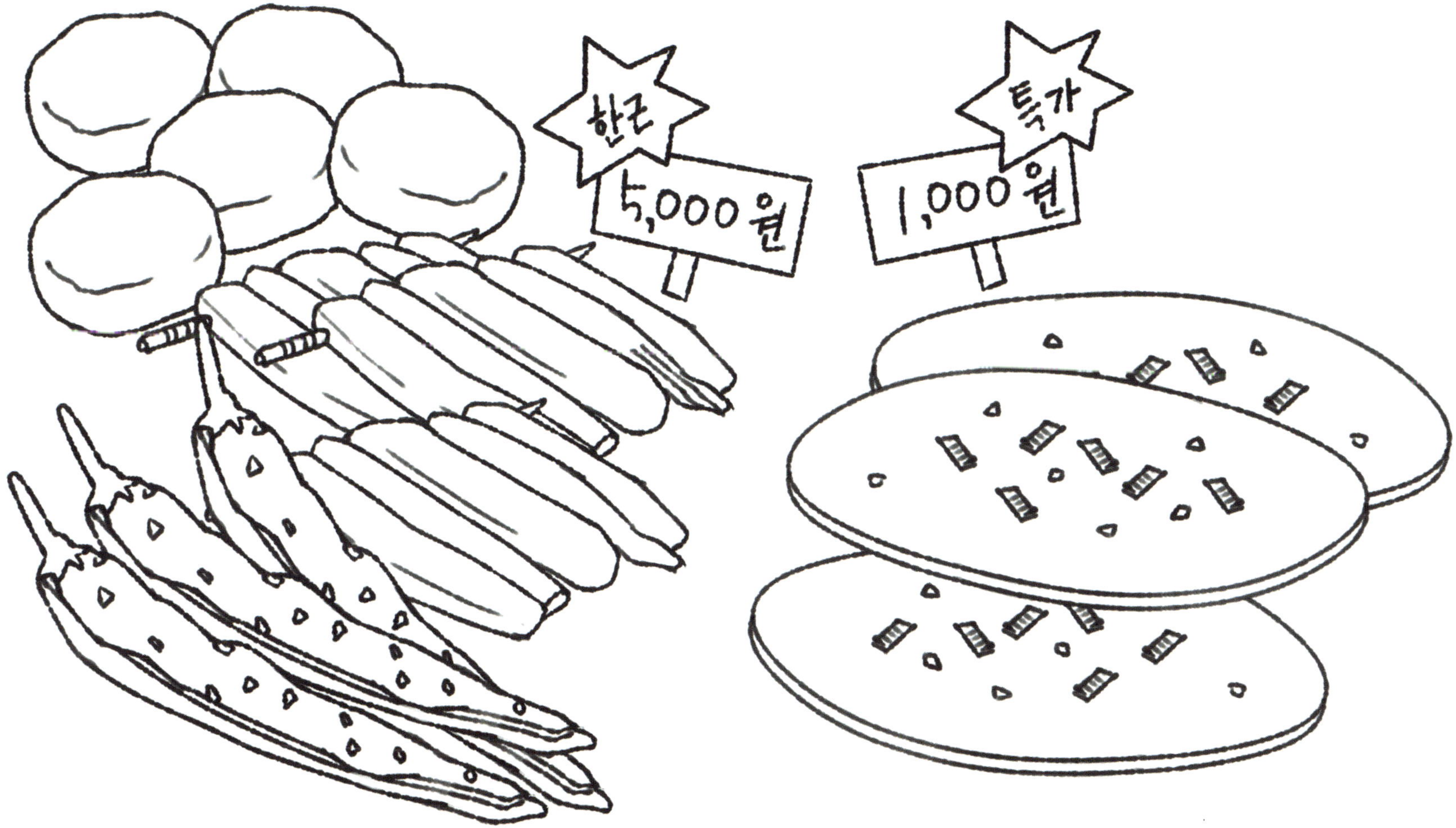
한근
5,000원
특가
1,000원

가는 날이 □□이다

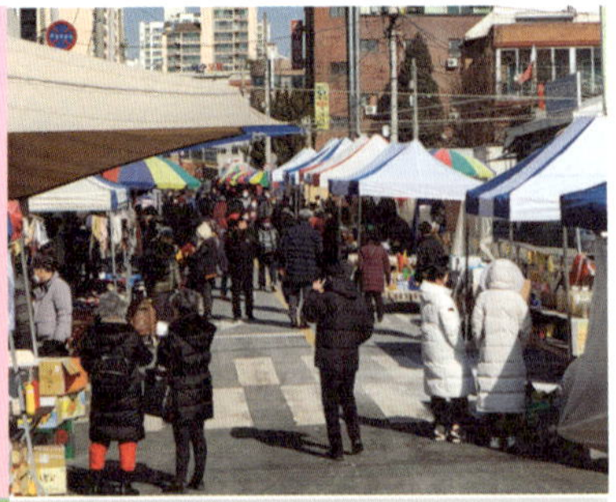

□□는 게 편

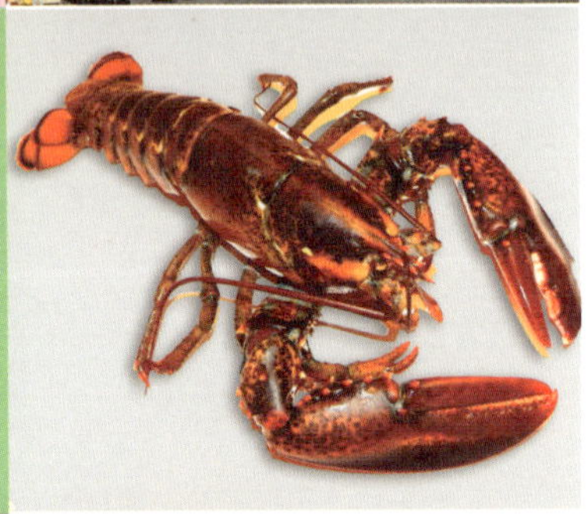

간이 □□만 해지다

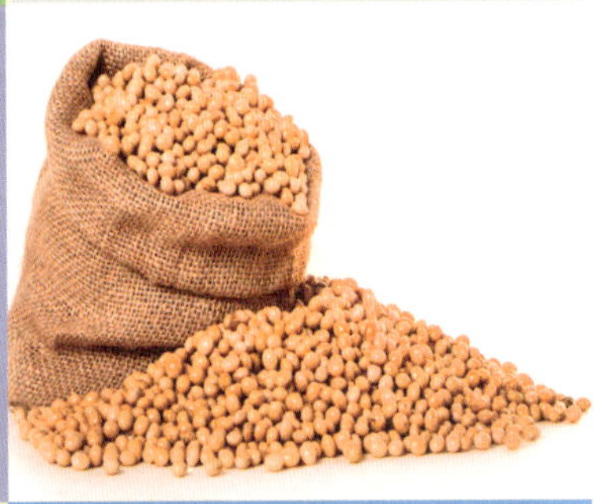

갈수록 □□

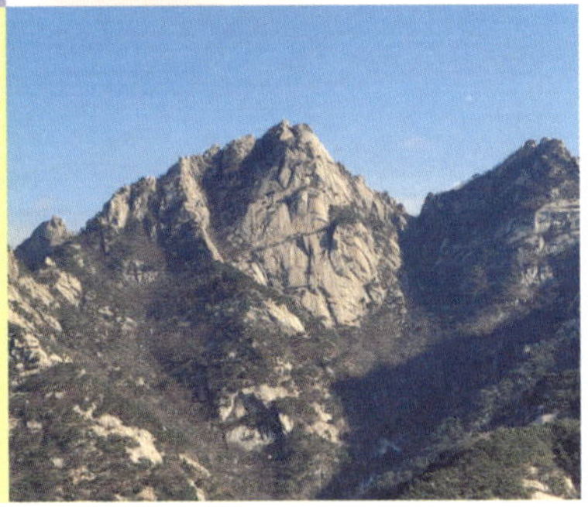

싼 게 □□□

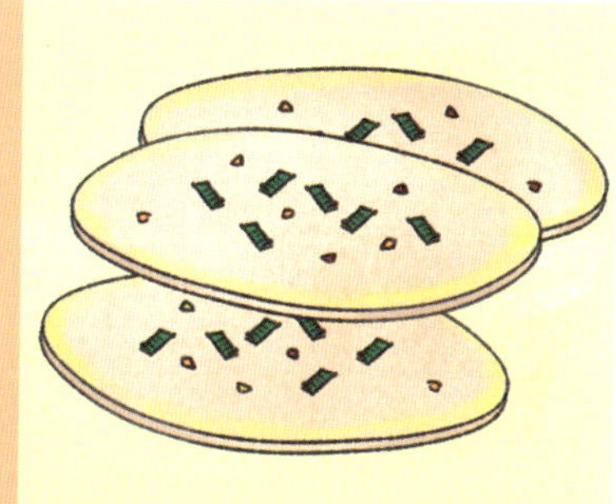

구더기 무서워 □ 못 담그랴

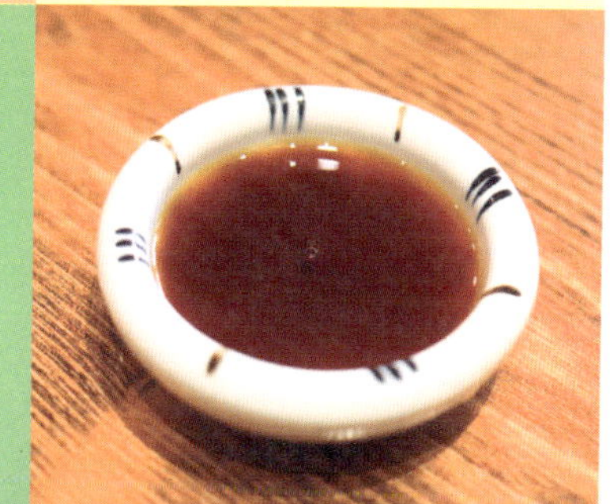

□□□ 올챙이 적 생각을 못한다

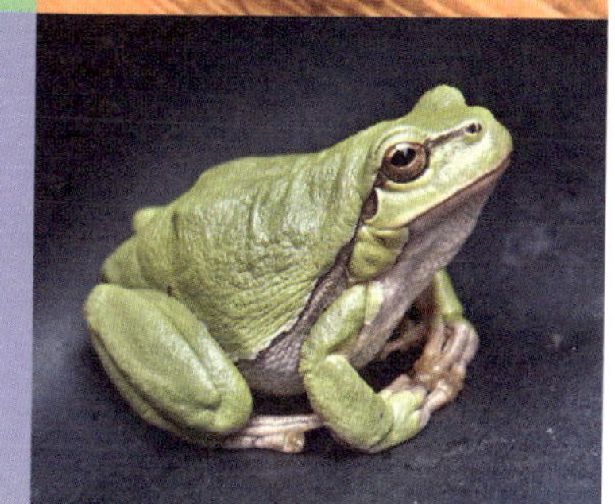

□□ 싸움에 새우등 터진다

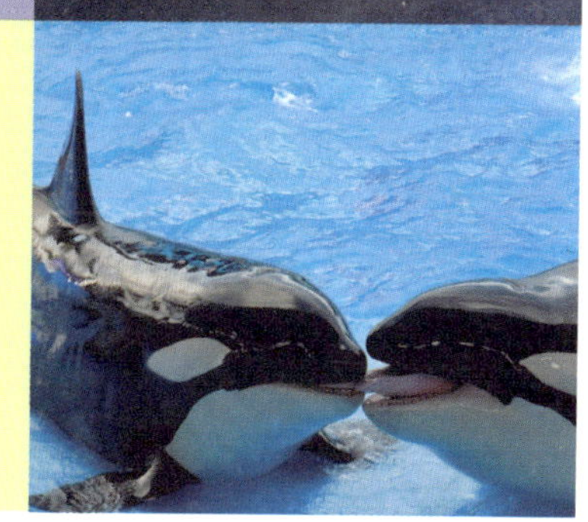

□□□ 침 뱉기

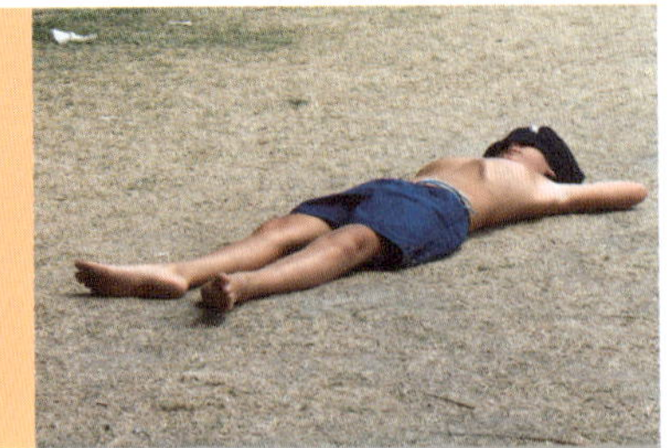

□ 놓고 □□□도 모른다

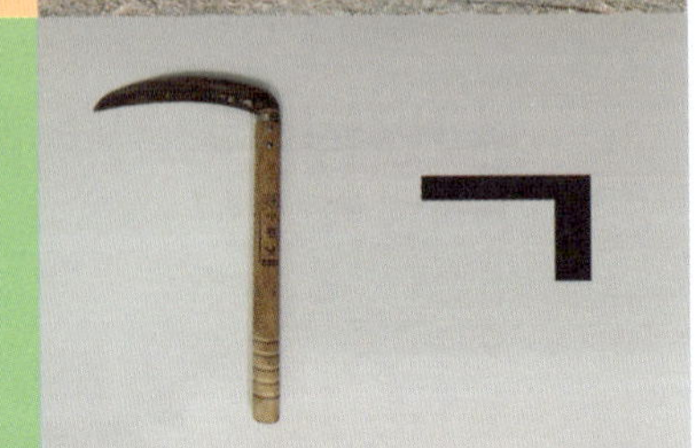

□보다 □□이 더 크다

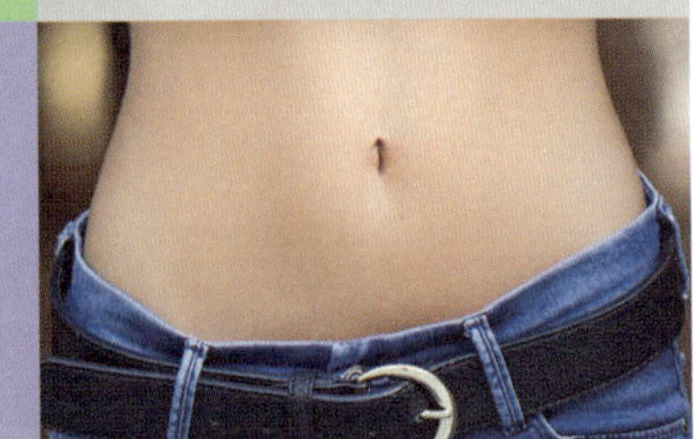

뛰는 □ 위에 □□ 놈 있다

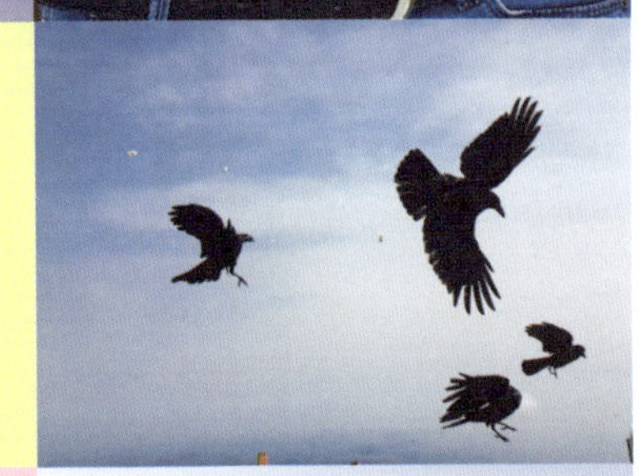

□□에서 용난다

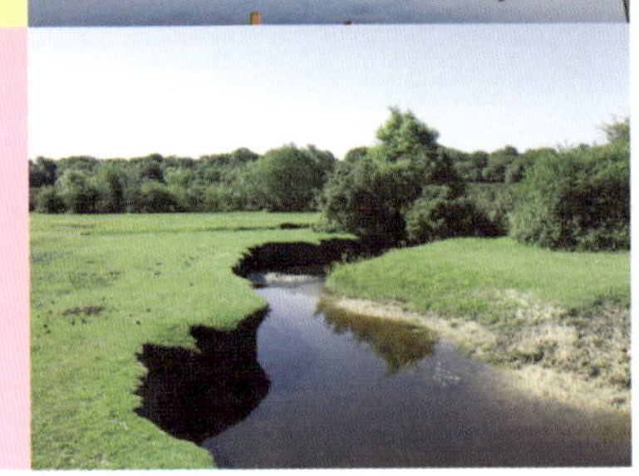

□□□ 목에 □□ 달기

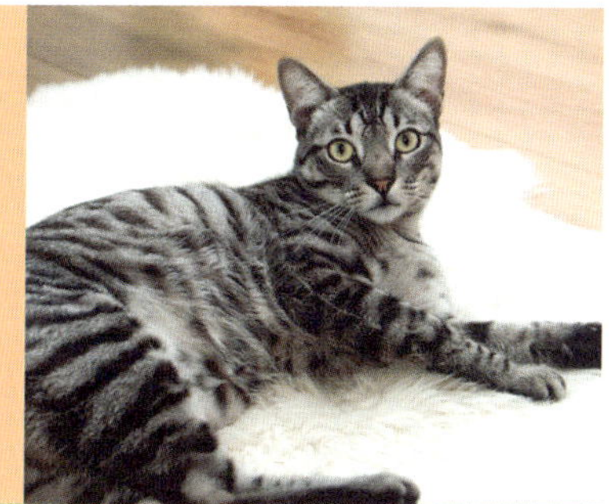

□□□도 두드려보고 건너라

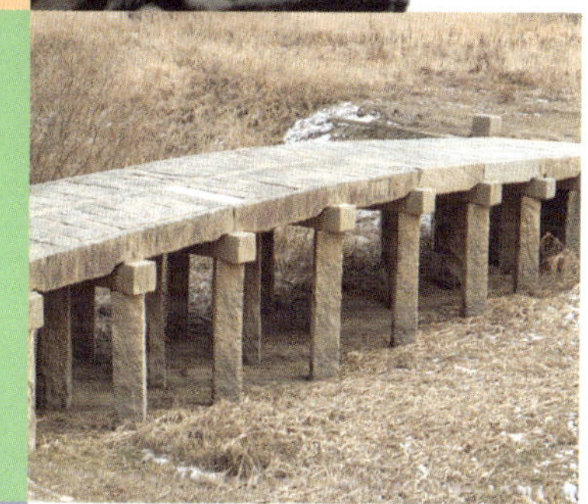

□□ 도둑이 소 □□된다

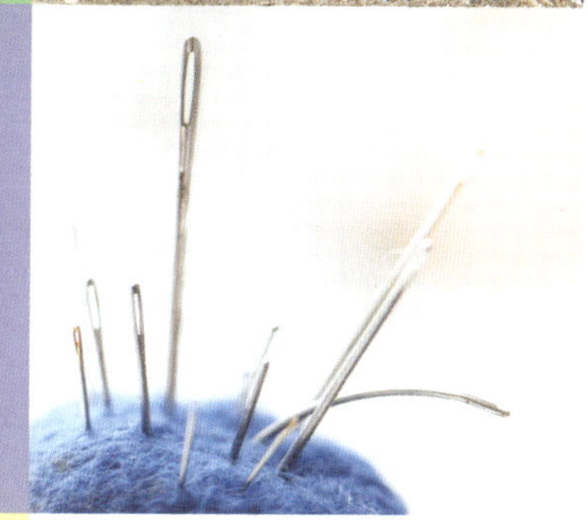

금강산도 □□□

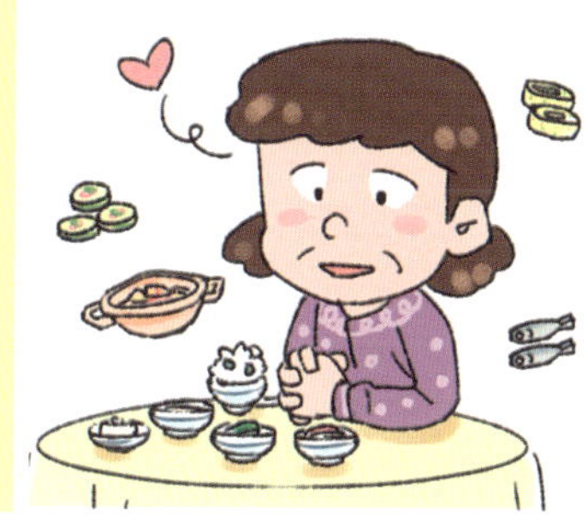

땅 짚고 □□□□

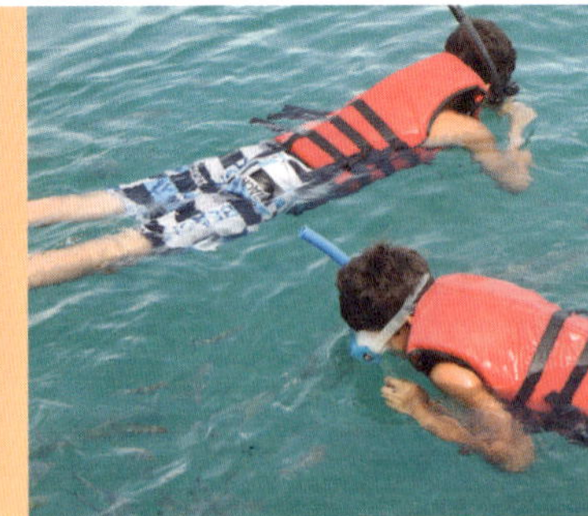

□□ 주고 □□ 받는다

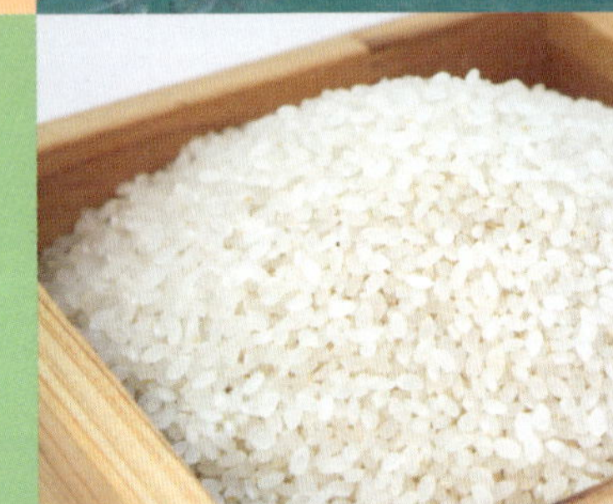

□ 빠진 □□ 물 붓기

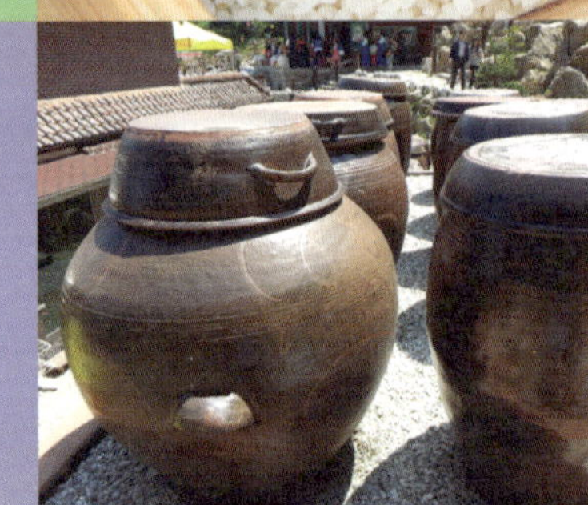

못된 □□□ 엉덩이에
□□□

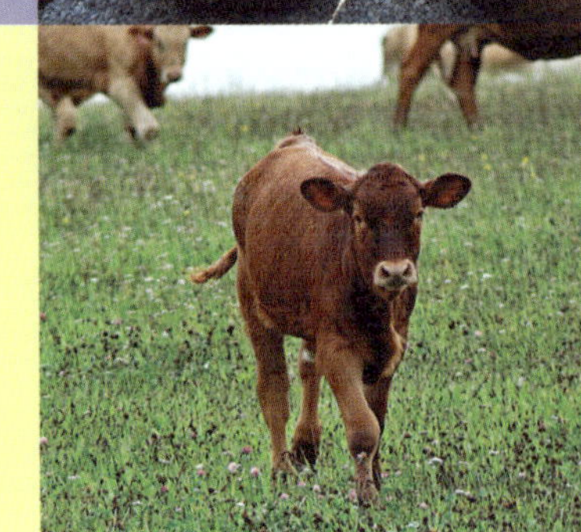

낮말은 □□ 듣고
밤말은 쥐가 □□□

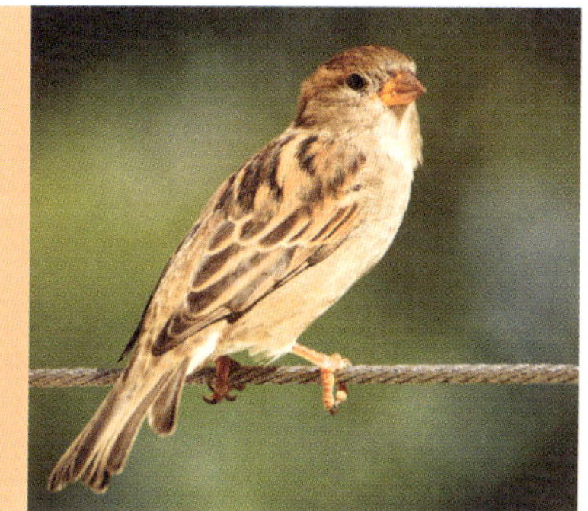

똥 □□ 개가 □ 묻은 □
나무란다

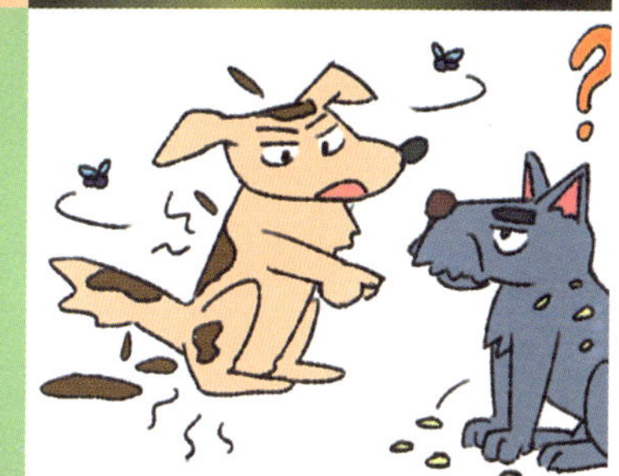

□□ 잔치에 □ 놔라
□ 놔라 한다

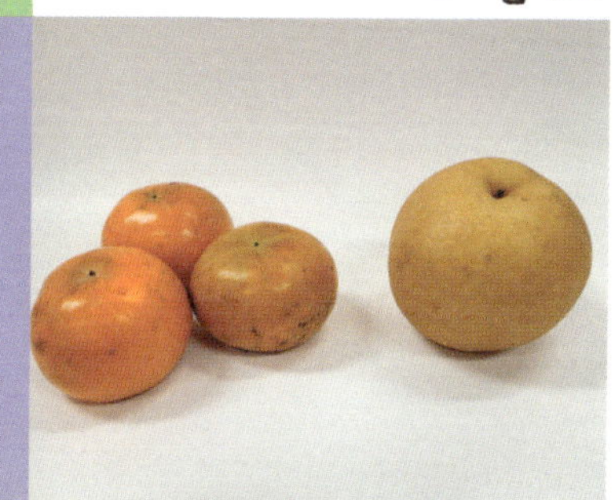

늦게 배운 □□이 □ 새는 줄
모른다

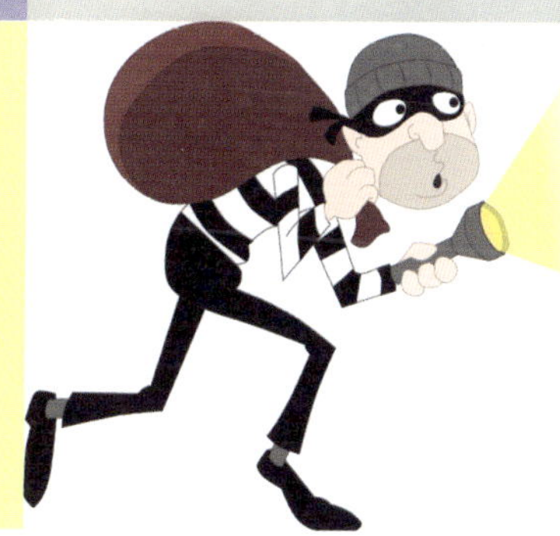

□래 □움에
새□ 등 터□다

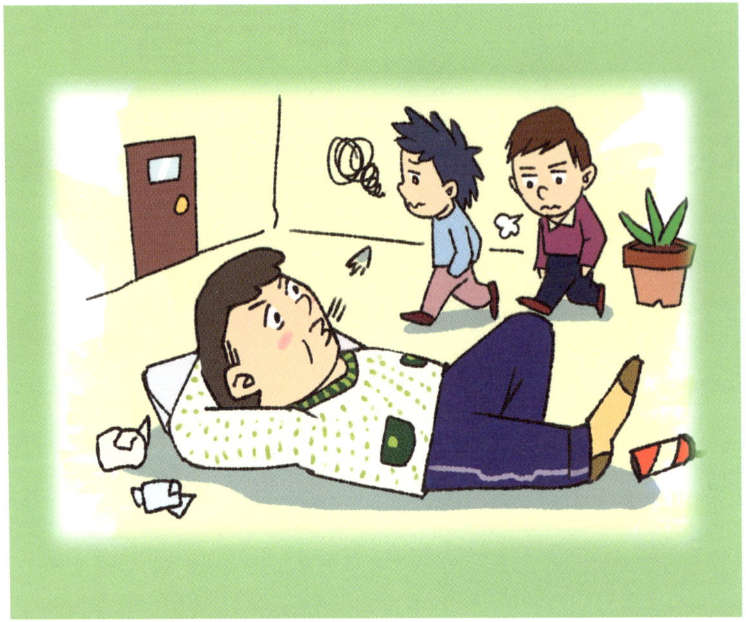

□□□
침 □□

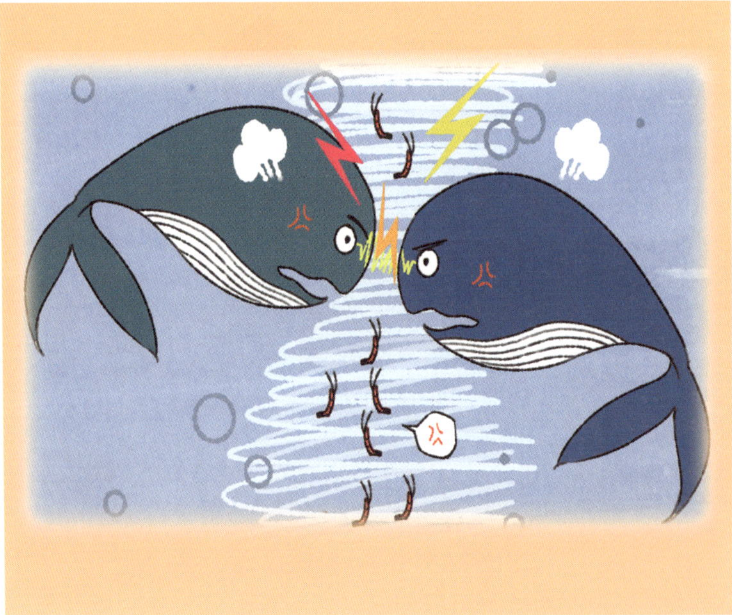

뛰는 □ 위에
□□ 놈 있다

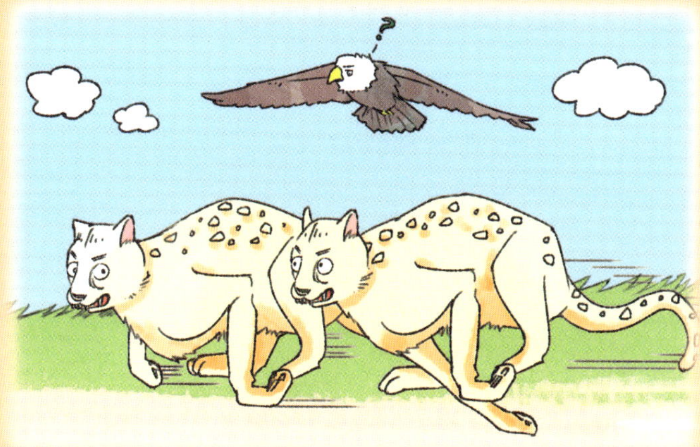

□ 놓고
□역 자도
□□다

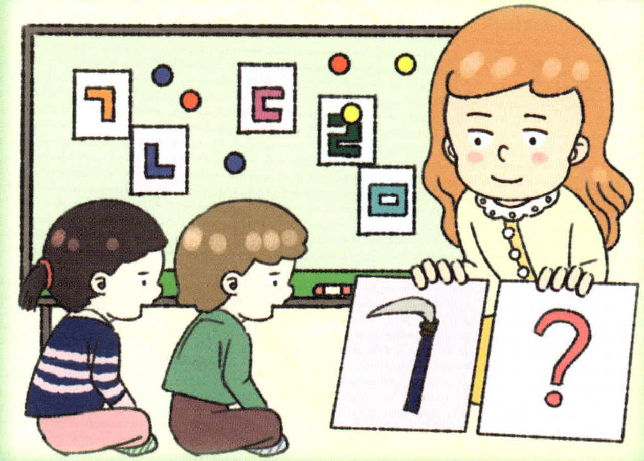

낮말은 □가 듣고
□□은 쥐가
□□다

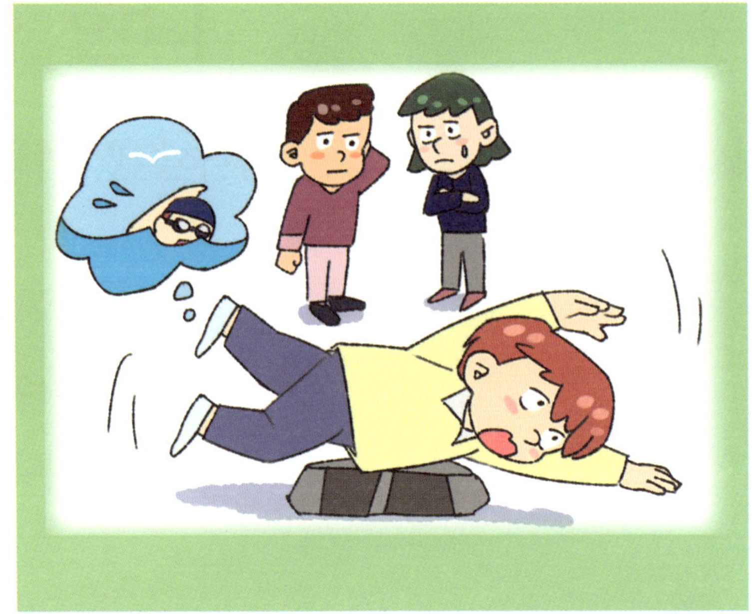

□ 짚고
헤엄□□

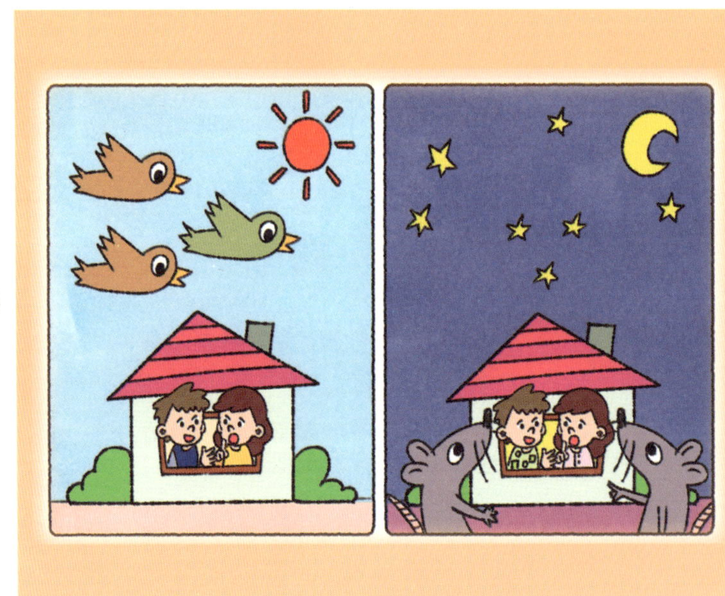

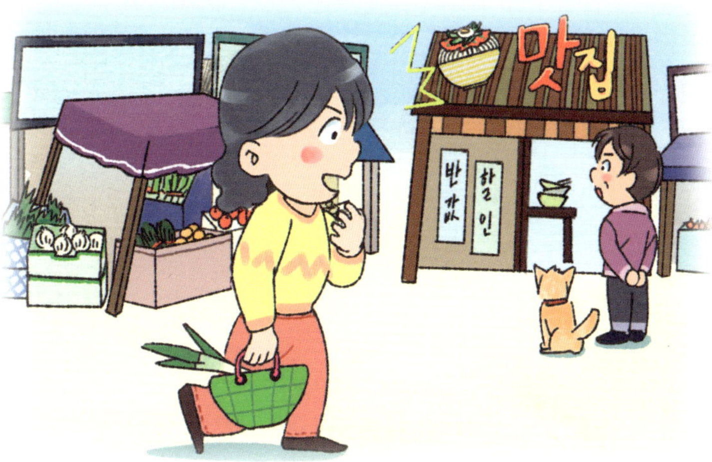

모처럼 휴일이라 큰맘 먹고 찾아간 단골식당이
1주년 기념으로 반값할인 이벤트를 하네.

ㄱ ㄴ ㄴ ㅇ
ㅈ ㄴ ㅇ ㄷ

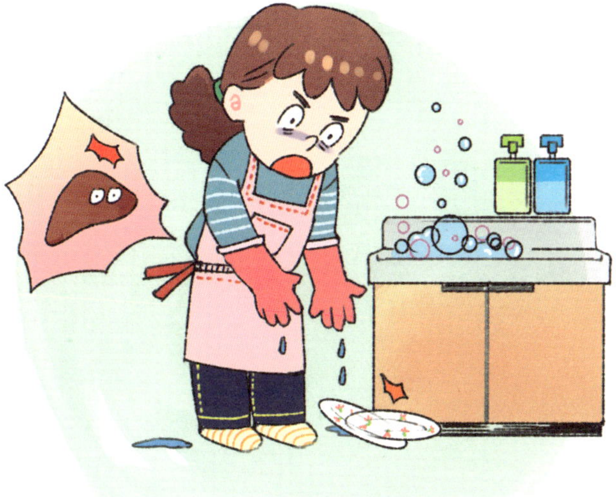

설거지하다가 아끼는 그릇이 떨어져서 순간 너무 놀랐어.

ㄱ ㅇ ㅋ ㅇ ㅁ
ㅎ ㅈ ㄷ

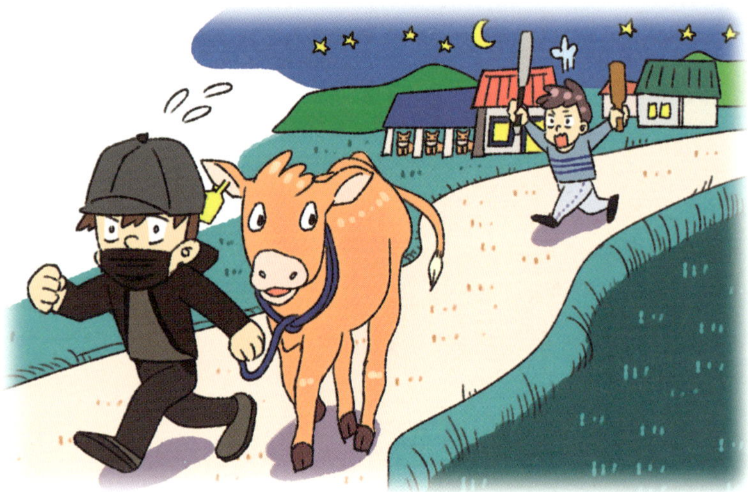

예전에 감 따먹던 놈이 소를 훔쳐간다!

ㅂ ㄴ ㄷ ㄷ ㅇ

ㅅ ㄷ ㄷ ㄷ ㄷ

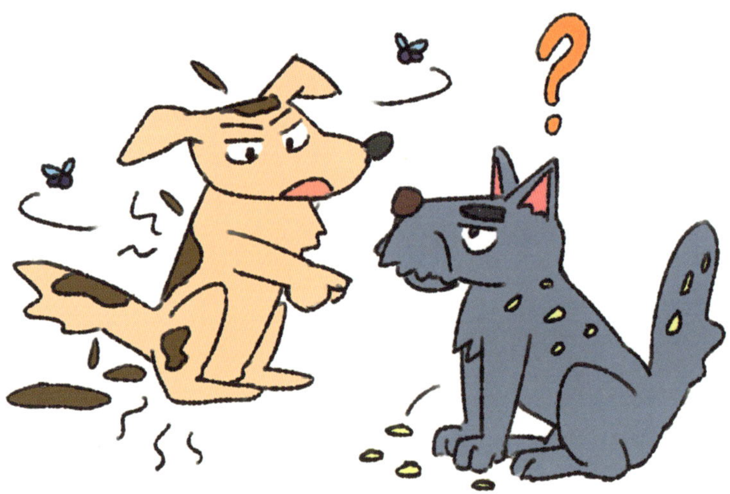

너는 왜 그렇게 지저분하냐?

ㄸ ㅁ ㅇ ㄱ ㄱ

ㄱ ㅁ ㅇ ㄱ

ㄴ ㅁ ㄹ ㄷ

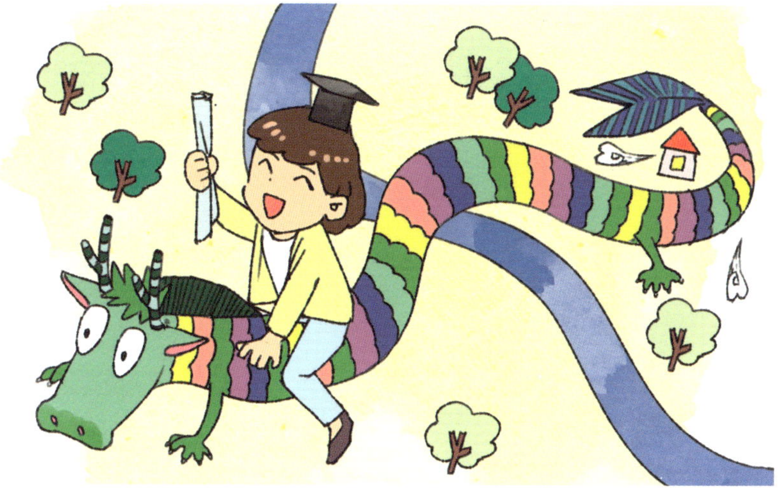

아무린 지원 없이
공부해 좋은 학교에 합격했다더라.

ㄱ ㅊ ㅇ ㅅ
ㅇ ㄴ ㄷ

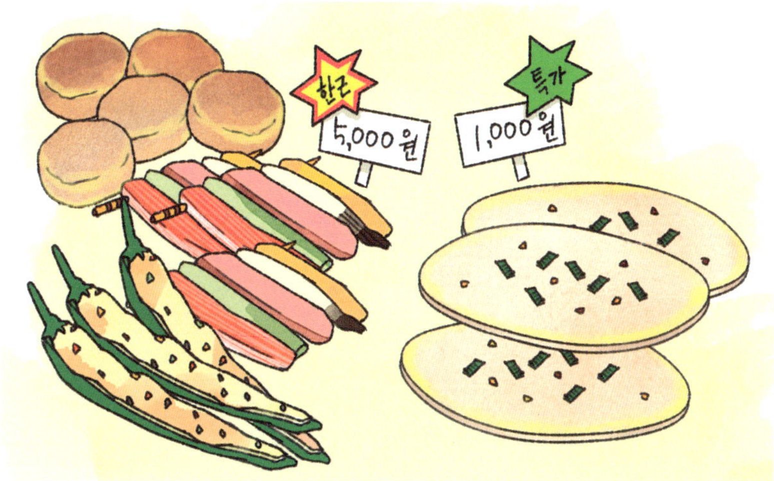

가격이 저렴해서 냉큼 샀는데,
정작 맛을 보니 맛도 없고 크기도 작더라.

ㅆ ㄱ
ㅂ ㅈ ㄸ

설상가상

초록동색

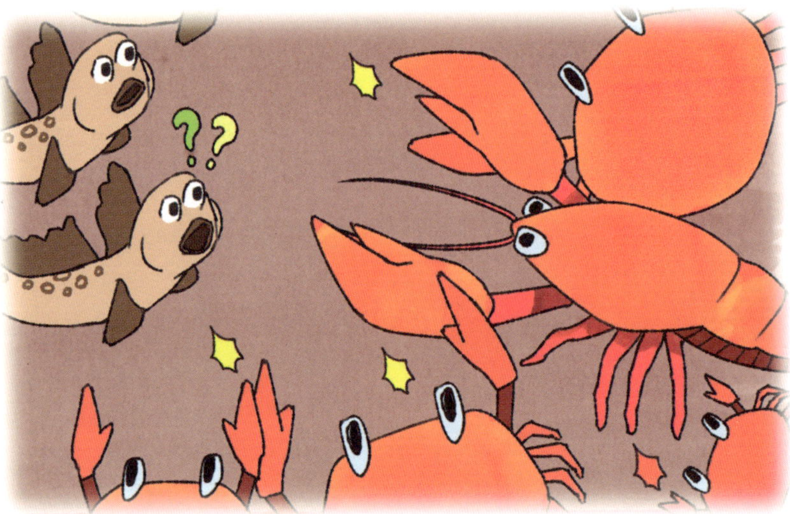

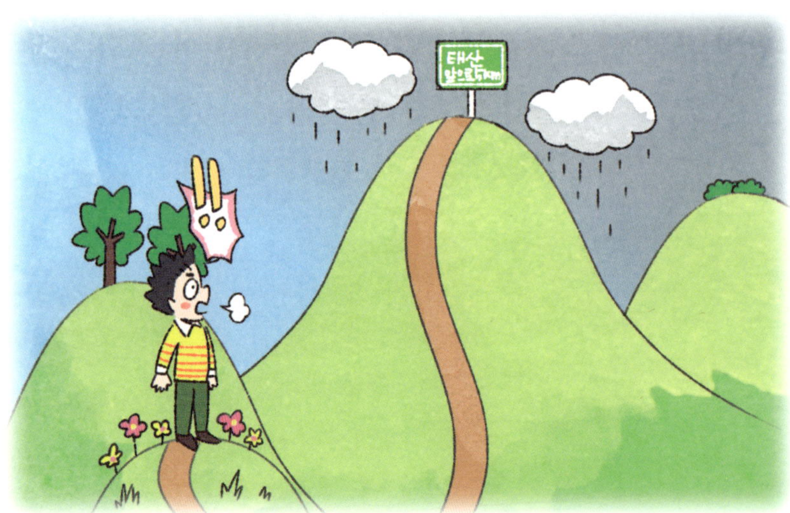

유비무환

주객전도

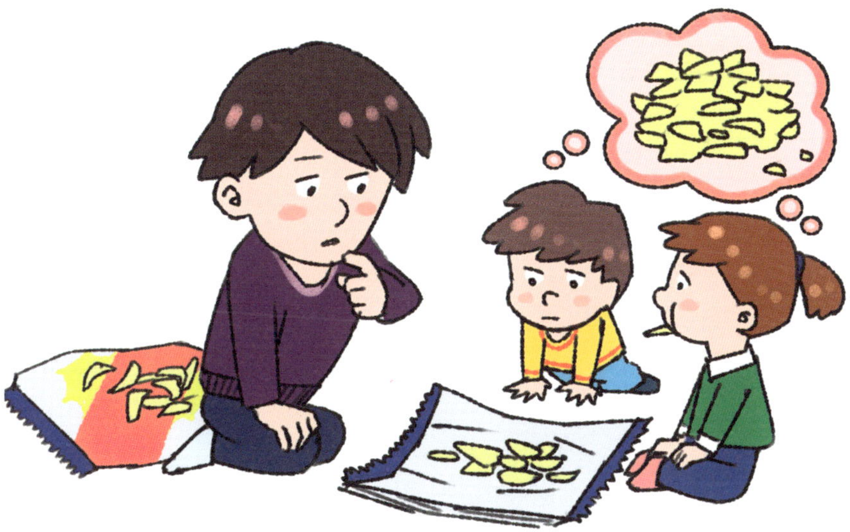

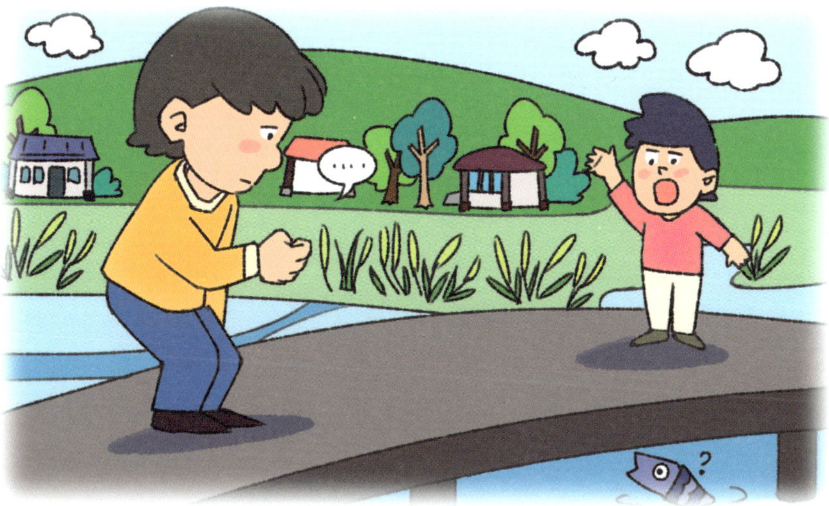

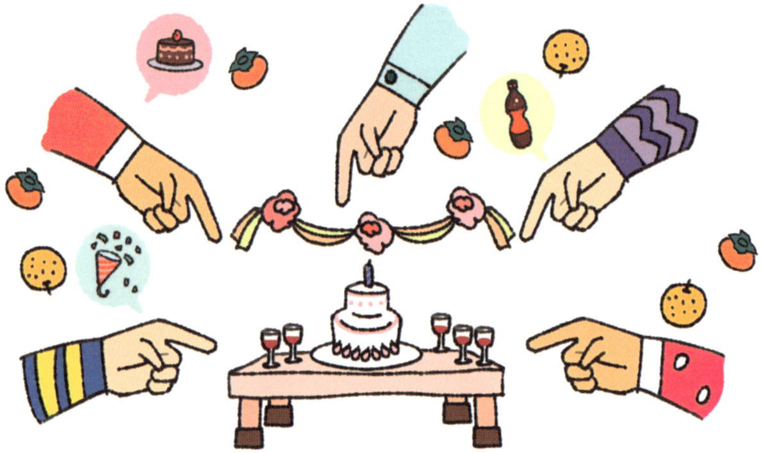

관계자도 아니면서 어찌나 참견을 하던지!

참견

보답

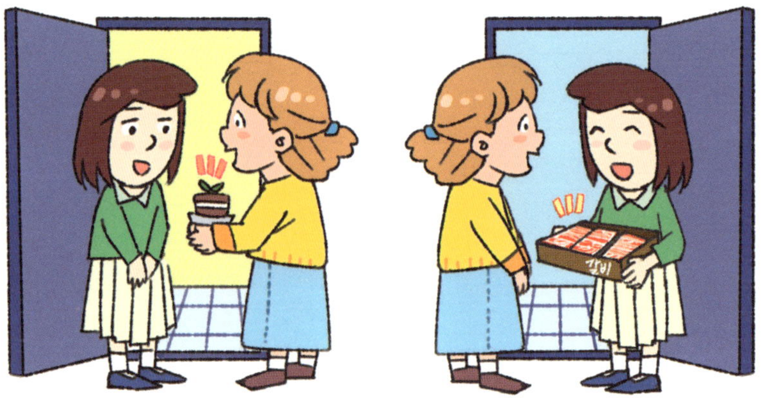

옆집에 이사 떡을 돌렸더니 갈비를 보냈네.

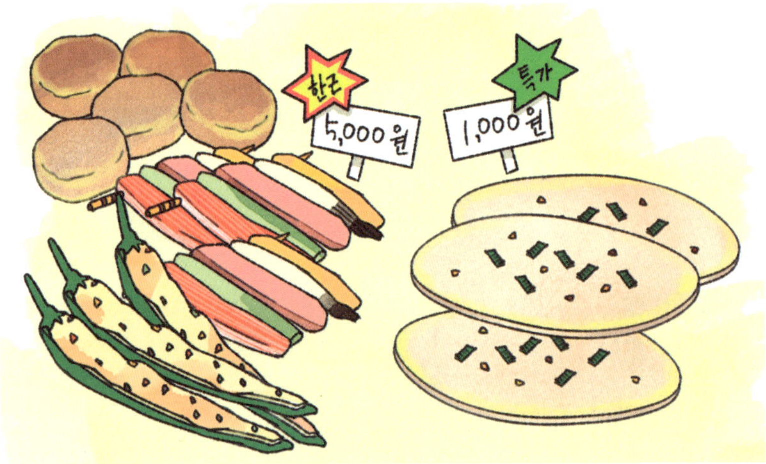

가격이 저렴해서 냉큼 샀는데,
정작 맛을 보니 맛도 없고 크기도 작더라.

노력

돈

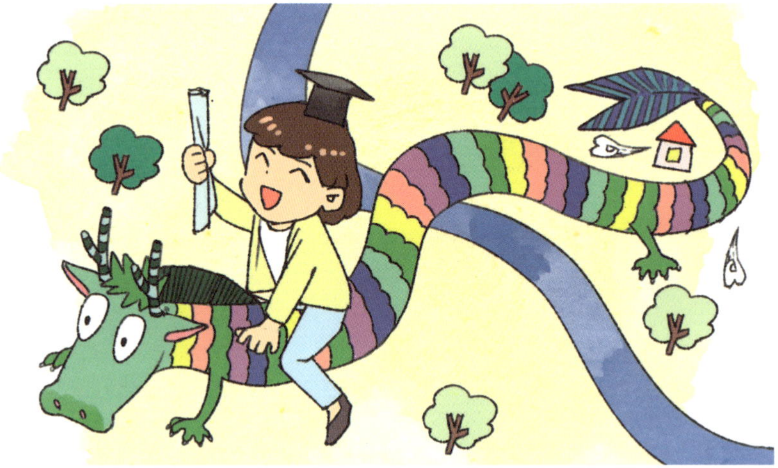

아무런 지원 없이
공부해 좋은 학교에 합격했다더라.

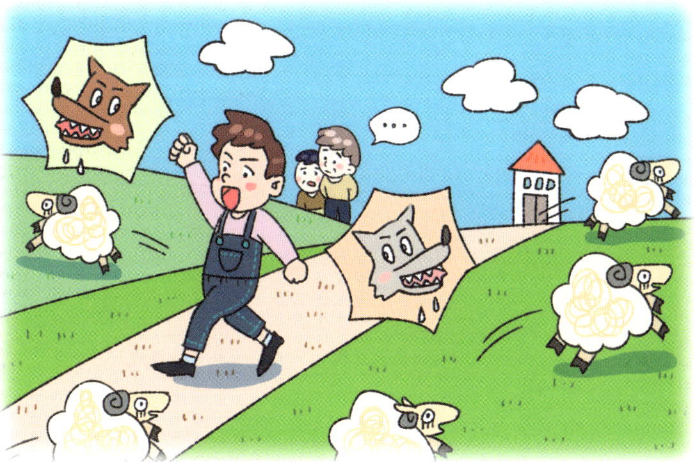

거짓말쟁이가 온 동네를 휘젓고 다니네.

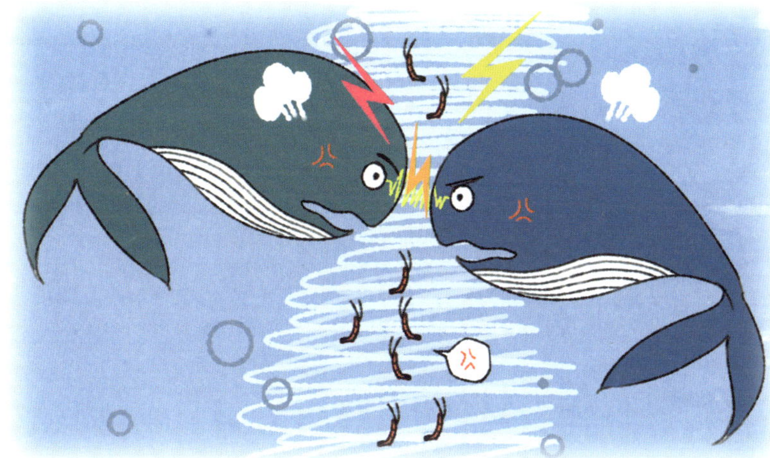

새우는 그저 근처를 지나가던 길이었는데 물보라에 휩쓸리네!

말썽꾸러기 억울해 실수 나쁜습관

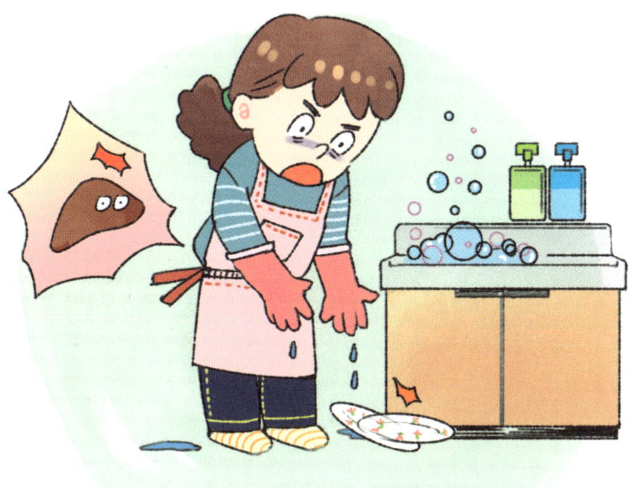

설거지하다가 아끼는 그릇이 떨어져서 순간 너무 놀랐어.

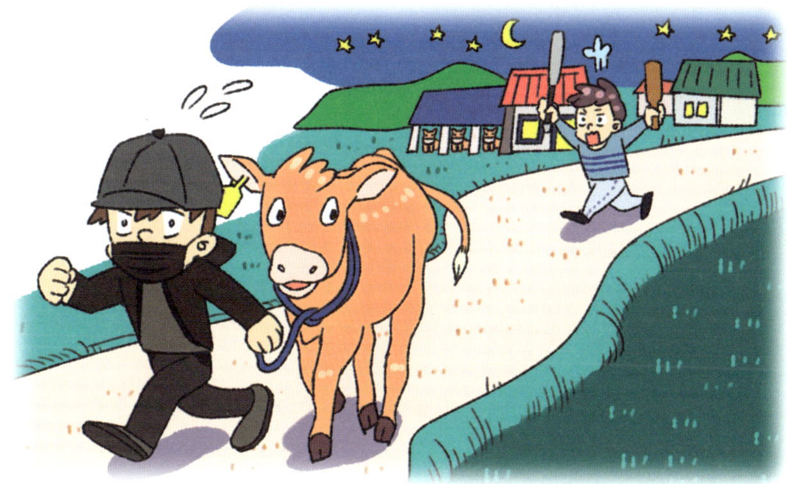

예전에 감 따먹던 놈이 소를 훔쳐간다!

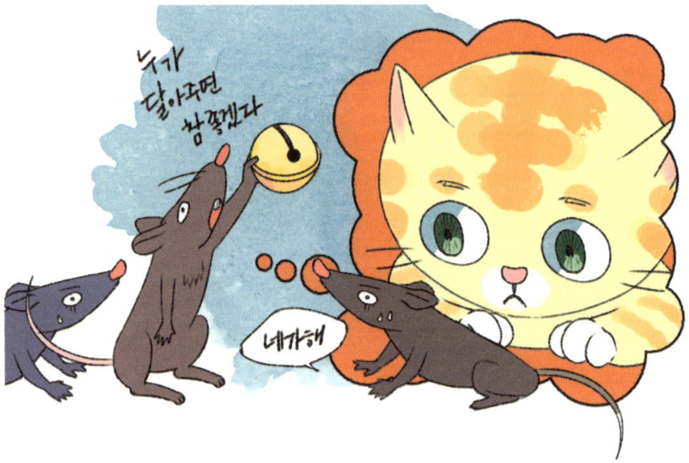

우리를 잡아먹는 고양이에게
방울을 달아 줄 용감한 쥐를 찾자.

큰일을 하는데
사소한 것으로 일을
망칠 수 없다.

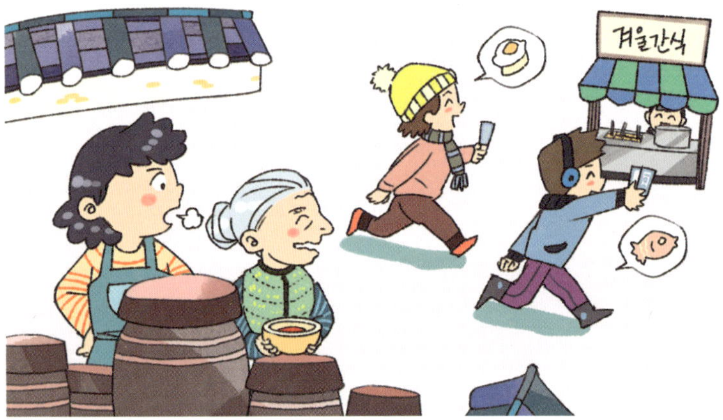

날도 추운데 굳이 나가서
붕어빵을 사 먹어야겠니. 감기 걸리게.

누구도 하기 힘든
난감한 일을
서로 하라고 미룬다.

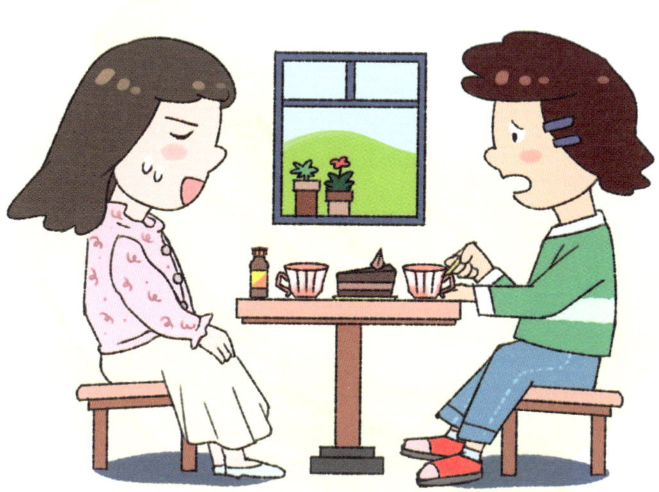

건강을 해치면 열심히 해도 남는 게 없어!

못된 사람이 자기 행동을 뉘우치기는커녕 건방지게 굴면서 나쁜 짓만 하고 다닌다.

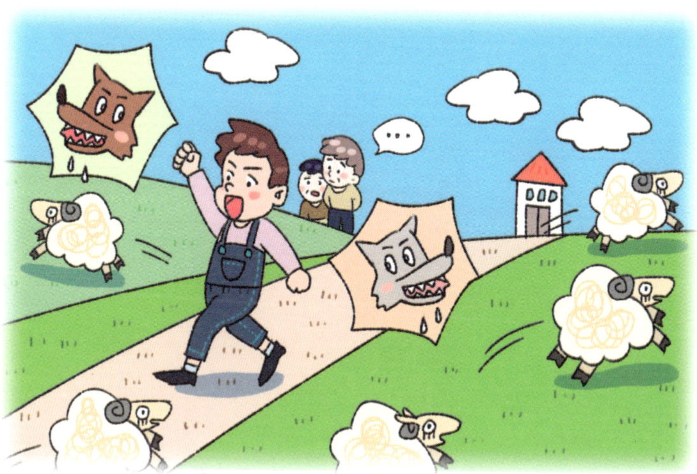

거짓말쟁이가 온 동네를 휘젓고 다니네.

근본을 제대로 하지 않으면 아무리 애를 써도 일이 잘 안 된다.

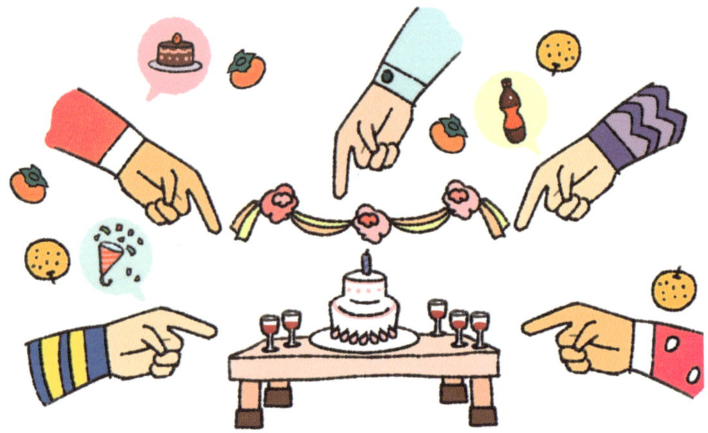

관계자도 아니면서 어찌나 참견을 하던지!

남에게 잘하면
나에게도 큰 도움이 되고
반대로 함부로 하면
큰 화를 입게 된다.

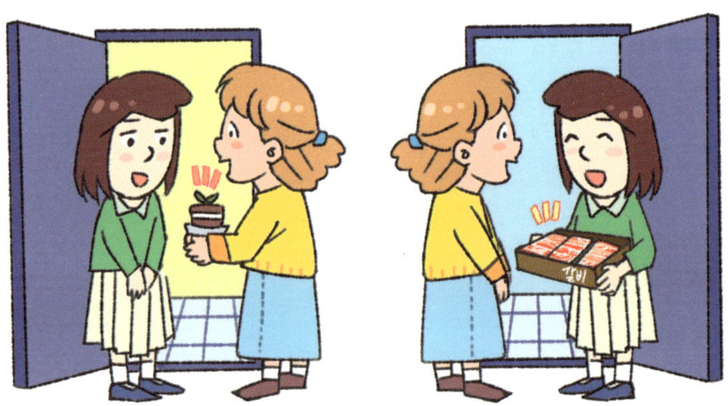

옆집에 이사 떡을 돌렸더니 갈비를 보냈네.

자기와는 특별한 상관도
없으면서 쓸데없는
참견을 한다.

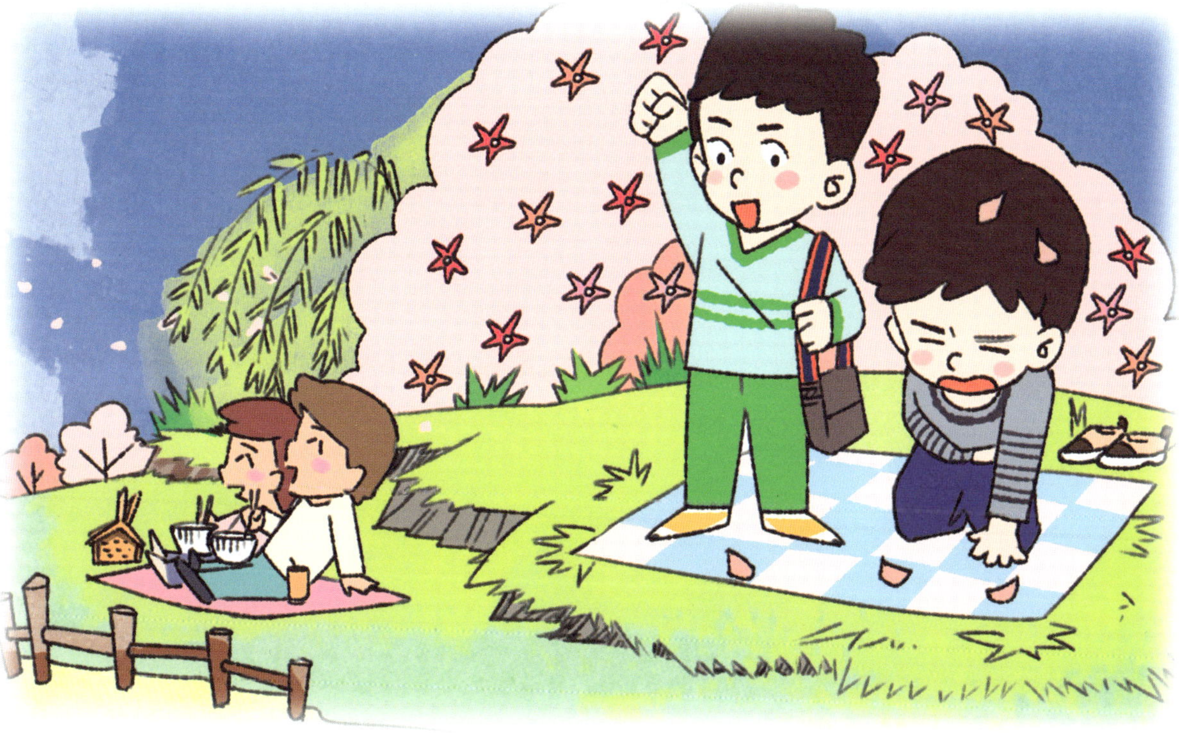

경치가 참 좋지? 배가 너무 고파서 눈에 보이는 것이 없어.

다	래	식
감	없	챙
도	등	산
금	올	싸
움	후	에
강	경	네

금강산도 식후경

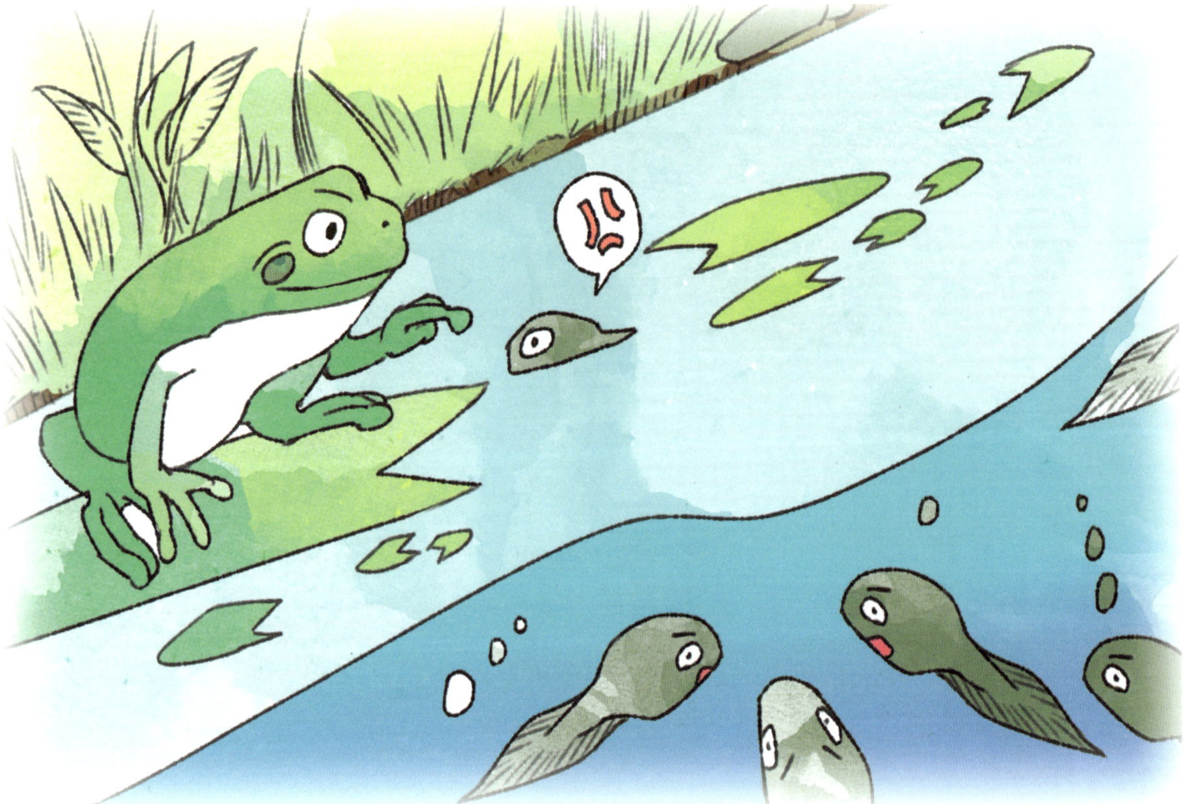

어째서 자기보다 헤엄도 못 치고, 폴짝 뛰기도 못하냐고 하더라.

새	한	적
개	없	싸
감	구	다
밤	각	이
올	리	에
생	못	챙

개구리 올챙이 적 생각 못 한다

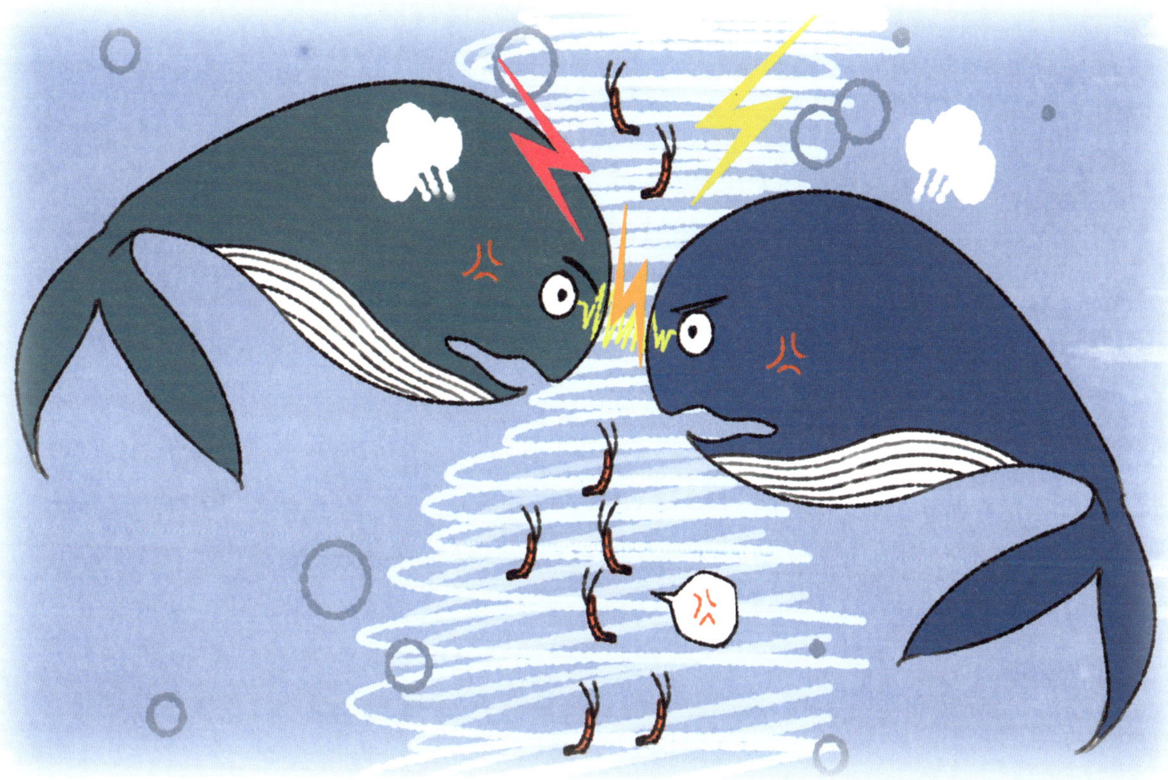

새우는 그저 근처를 지나가던 길이었는데 물보라에 휩쓸리네!

새	낮	다
고	없	싸
감	우	터
밤	래	이
움	용	에
진	등	네

고래 싸움에 새우 등 터진다

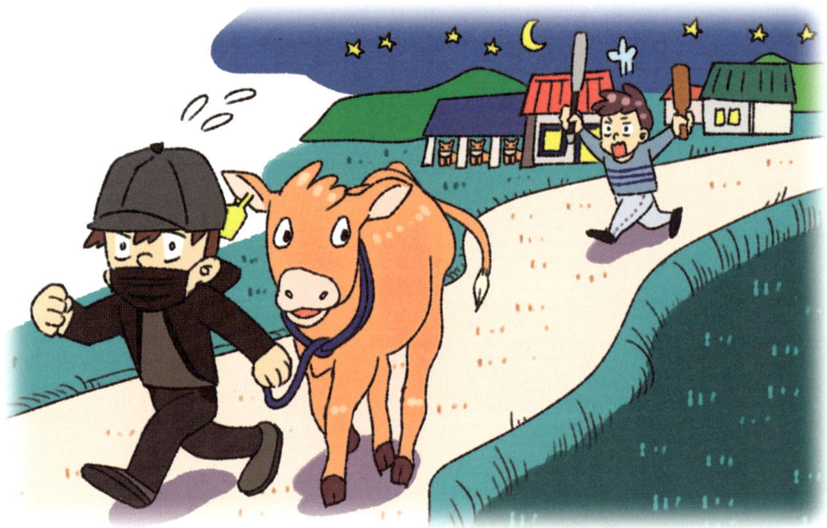

예전에 감 따먹던 놈이 소 훔쳐간다!

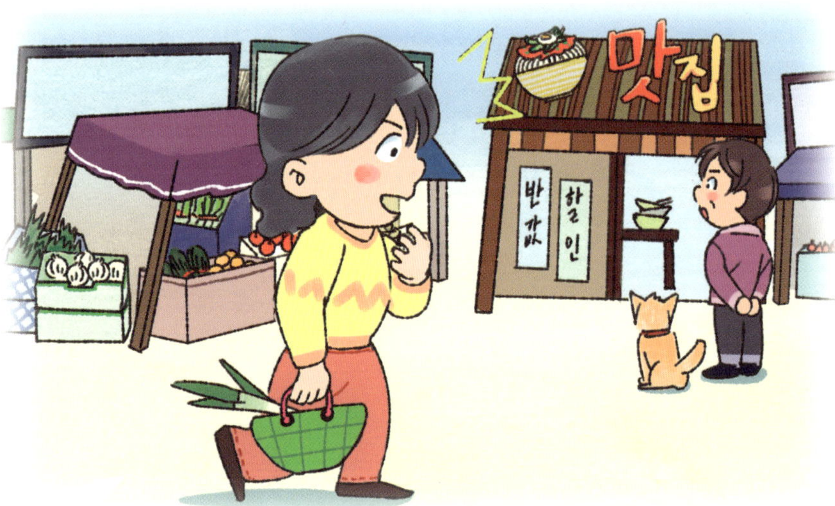

모처럼 휴일이라 큰맘 먹고 찾아간 단골식당이 1주년 기념으로 반값할인 이벤트를 하네.

다	둑	강	장	바
남	가	제	늘	비
소	돌	는	아	이
올	도	줄	둑	다
이	된	모	날	른
못	날	송	이	도

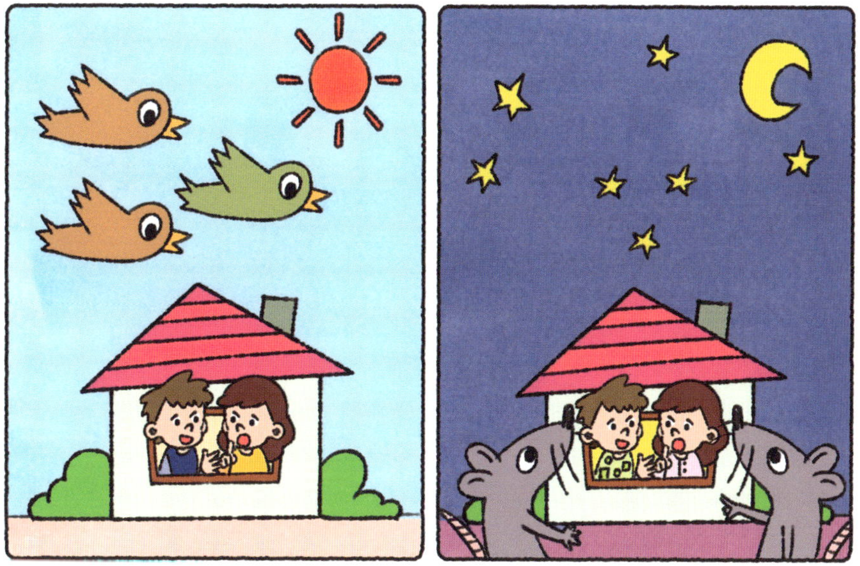

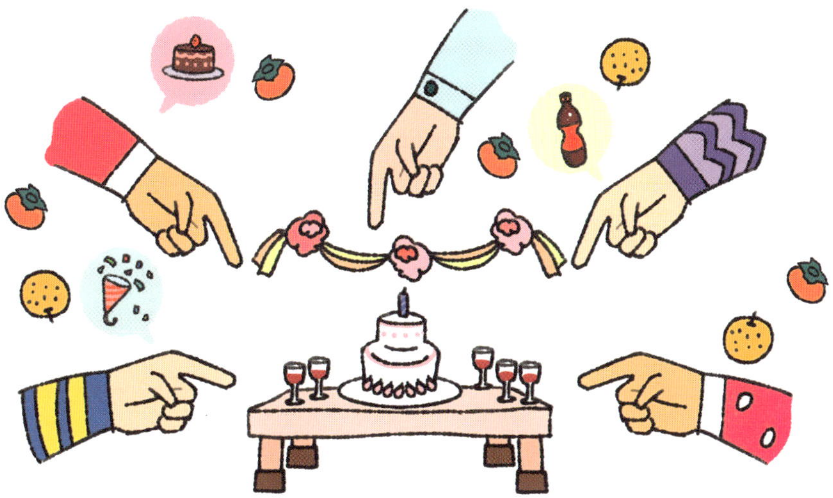

남	듣	말	치	밤
감	낮	의	내	쥐
은	배	가	는	내
잔	말	하	는	집
듣	강	달	하	고
라	가	에	새	다

저자소개

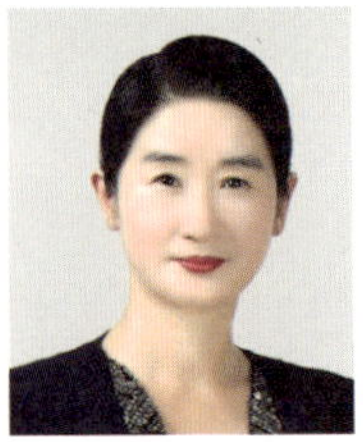

장일상

사회단체 행복나눔연구소 대표
남서울실용전문학교 노인스포츠학과 외래교수
이혈건강심리상담협회 회장
(사)국제명상치유센터 이사

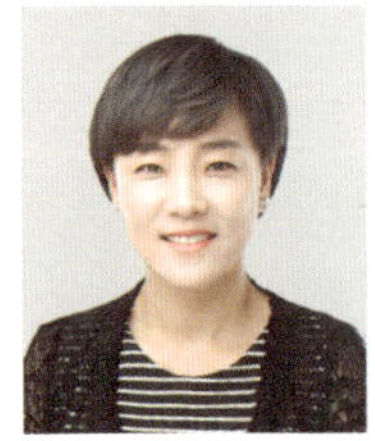

권미현

다락방의 불빛 복합문화공간 운영
중앙대학교 국악교육대학원졸업(음악치료전공)
한국음악심리상담사자격심의 위원
한국국악치료협회경기지회장

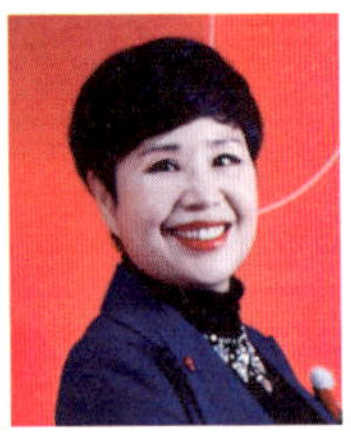

임효림

한국힐링경영연구원 대표
한국치매인지놀이협회 회장
남서울실용전문학교 노인스포츠학과 학과장
(사)한국경력진흥원 이사

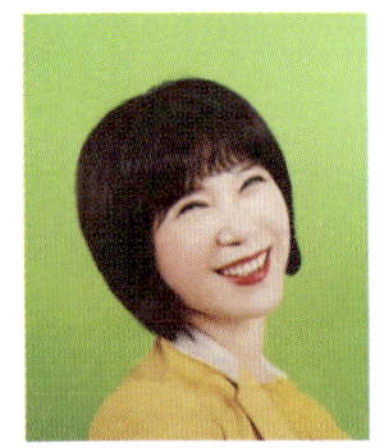

김서연

스마일힐링교육센터 대표
부산 로뎀나무사회서비스센터 대표강사
(사)신라 배움과 나눔 대표강사
부산치매안심센터 대표강사

인지활동 프로그램③

기억회상을 위한
속담색칠하기 ❶

2021년 2월 20일 1판 1쇄 인쇄
2021년 2월 25일 1판 1쇄 발행

저 자 장일상 / 임효림 / 권미현 / 김서연
펴낸이 조재성
펴낸곳 서현사

등록 2002년 8월 14일 제 03-01392호
주소 경기도 고양시 일산동구 중앙로 1055번지 레이크하임 206호
전화 031-919-6643
팩스 031-912-6643

ISBN 979-11-88986-39-2 94510
979-11-88986-29-3(세트)

정가 12,000원